SingLiesel

MIX
Papier aus verantwortungsvollen Quellen
FSC® C014138

Druck: FINIDR, s.r.o.
Printed in Czech Republic
Umschlag: SingLiesel GmbH, Karlsruhe
Satz: Martin Janz, Freiburg i.Br.

Bildnachweise: shutterstock.com

ISBN 978-3-948106-91-1

info@singliesel.de, www.singliesel.de

Petra Bartoli y Eckert

SCHMUNZEL-GESCHICHTEN

SingLiesel

INHALT

LIEBE LESERINNEN UND LESER!

Wann merkt man, dass das Leben schön ist? Sicherlich vor allem dann, wenn es etwas zu lachen gibt!

Mein Name ist Petra Bartoli y Eckert. Bevor ich mir Geschichten ausdenke, spreche ich mit Seniorinnen und Senioren und lasse mir von ihnen Anekdoten von früher erzählen. Da gibt es immer viel zu lachen. Und ich werde dadurch ständig zu neuen Geschichtenideen inspiriert. So sind auch diese Geschichten entstanden.

Immer wieder bekomme ich erzählt, dass die kurzen Geschichten bei allen gut ankommen – egal, ob es sich um Leserinnen und Leser, Vorlesende oder Zuhörende handelt. Darüber freue ich mich sehr. Denn dann haben die Kurzgeschichten gleich einen doppelten Zweck erfüllt: Sie unterhalten alle. Und gleichzeitig haben sie mir beim Zusammentragen, Erfinden und Schreiben viel Freude gemacht.

Ich bin sicher, Sie spüren beim Lesen, Vorlesen oder Zuhören meine Begeisterung für die Schätze der Erinnerung von älteren Menschen. An dieser Stelle vielen Dank an all diejenigen, die mir ihre Geschichten erzählt haben. Alle Geschichten spielen in den 1950er und 1960er Jahren. Vielleicht erinnern Sie sich an den einen oder anderen Ausdruck oder an ähnliche Begebenheiten.

Ich wünsche Ihnen viel Freude mit diesem Buch. Ich hoffe, Sie haben mit den Geschichten Vergnügen und werden zu vielen Gesprächen über Erinnerungen an Begebenheiten zum Schmunzeln inspiriert.

Herzliche Grüße
Petra Bartoli y Eckert

EIN AUTOGRAMM VOM KING

Mit meinen 23 Jahren war ich bis über beide Ohren verliebt. Ich war damals, Ende der 1950er-Jahre, Malergeselle im Betrieb meines Vaters, dem Malermeister Karl Kramer. Und sie war Sekretärin in unserer Anstreicher-Firma. Fräulein Erna Kleinschmidt konnte wie der Wind stenotypieren. Sie hatte blonde Locken und die schönsten blauen Augen der Welt. Ihre Stimme klang glockenhell. Wenn sie mich ansprach, lief mir ein Schauer über den Rücken. Auch wenn sie meist nichts weiter zu mir sagte als: „Rudi, denken Sie daran, mir den Zettel mit Ihren Arbeitsstunden noch auf den Schreibtisch zu legen."

Meist blieb mir dann der Mund offen stehen und ich konnte Fräulein Erna nur etwas dämlich anlächeln und dazu mechanisch nicken.

An einen Montag im Herbst '58 erinnere ich mich noch ganz genau. Ich betrat in aller Frühe die Werkstatt, um mein Malerwerkzeug für den kommenden Tag zusammenzusammeln. Da trat Fräulein Erna aus ihrem Büro. Ich sah auf und bemerkte ein verklärtes Strahlen auf ihrem hübschen Gesicht. Sie räusperte sich.

„Rudi, es wartet ein besonderer Auftrag auf Sie. Heute dürfen Sie zum Truppenübungsplatz der Amerikaner."

Ich war wie immer etwas verwirrt, als Fräulein Erna mich ansprach. Dennoch konnte ich nichts Besonderes an diesem Auftrag erkennen. Darum fragte ich heiser nach:

„Aha. Brauchen die Amerikaner einen Anstrich?"

Fräulein Erna blies missbilligend die Luft aus.

„Nicht die Amerikaner. Die Wohnbaracken der Soldaten sollen gestrichen werden."

Ich nickte, konnte mir aber immer noch keinen Reim darauf machen, was das Fräulein Erna so aus der Fassung brachte. Doch dann klärte sie mich auf: „Dort ist doch gerade ..."

Fräulein Erna machte eine vielsagende Pause. Ihre Wangen färbten sich leicht rosa, als sie weitersprach.

„... der King of Rock'n'Roll. Elvis", hauchte sie.

So, so, daher wehte der Wind. Dieser amerikanische Schmalzsänger war derzeit hier stationiert. Ich wusste natürlich, dass diese Tatsache etliche Mädchen und jungen Frauen um den Schlaf brachte. Aber Fräulein Erna hätte ich schon mehr Geschmack zugetraut. Doch da hatte ich mich getäuscht. Prompt fing sie an zu singen:

„Love me tender, love me sweet, never let me go …"

Das war mir jetzt wirklich zu viel. Ich kramte meine Pinsel zusammen und pfiff demonstrativ *„Du bist die Rose, die Rose vom Wörthersee, holiolioliholie, holioliolie."*

Missmutig machte ich mich an diesem Morgen auf den Weg zum Truppenübungsplatz, der ganz in der Nähe unseres Betriebes lag. An der Schranke, die das Gebiet absperrte, wartete schon ein Soldat, der mich zu einer Baracke brachte. Dort sollte ich mit dem Streichen anfangen. Mit geübter Hand begann ich, Möbel zu rücken und abzudecken und die Farbe anzurühren. Gerade als ich den Pinsel zum ersten Mal ansetzte, fing es an, laut zu werden. In der Baracke nebenan hatte jemand ein Tonband angestellt. Eine tiefe Stimme sang zur Musik:

You ain't nothin' but a hound dog
Cryin' all the time
Well, you ain't never caught no rabbit
And you ain't no friend of mine.

Ich versuchte, die Musik zu übertönen. Aber so laut konnte ich „*Du bist die Rose, die Rose vom Wörthersee*" gar nicht pfeifen. Darum gab ich schließlich auf und weißelte genervt im Takt der Elvis-Musik. Als ich mit zwei Wänden fertig war, brauchte ich dringend frische Luft. Ich trat vor die Tür. Plötzlich war es still. In der Baracke nebenan war das Tonband verstummt. Zufrieden genoss ich die Ruhe und atmete tief durch. Da öffnete sich die Tür der Nachbarbaracke. Und heraus trat kein anderer als dieser Elvis höchstpersönlich. Ich wollte mich schon genervt umdrehen. Denn dieser Mann hatte das Herz von Fräulein Erna erobert und ich hatte wohl das Nachsehen. Da wollte ich dem Kerl nicht auch noch gegenübertreten. Doch dann durchfuhr mich ein Einfall wie ein Blitz.

Elvis hob grüßend seine Hand und ging an mir vorbei. Ich eilte schnell zwei Schritte nach vorn und stellt mich Elvis in den Weg.

„Can I help you?", fragte er.

Ich konnte kaum Englisch. Aber weil er mich fragend ansah, konnte ich mir schon vorstellen, dass er wissen wollte, was ich von ihm will. Also kramte ich in meinem Gehirn nach den wenigen englischen Worten, die ich kannte.

„Mr Elvis", stammelte ich. Dann streckte ich ihm kurzerhand meine Hand hin. Elvis lächelte und gab mir einen festen Händedruck.

„Hello", sagte er.

Ich räusperte mich verlegen. Dann straffte ich meine Schultern und fragte geradeheraus: „Kann ich, also ... can I ... ich möchte gerne von Ihnen ein Autogramm haben, bitte. Ich meine natürlich: please."

Auch wenn meine Frage alles andere als Englisch war, verstand Elvis mich trotzdem. Anscheinend sprach er auch einige Brocken Deutsch. Er lachte und nickte. Dann griff er in die Innentasche seiner Uniform und zog ein Foto von sich und einen Stift heraus. Nachdem er das Bild signiert hatte, hielt er es mir lächelnd hin.

„For you?", fragte er.

Ich schüttelte den Kopf.

„Für Fräulein Erna", flüsterte ich ergriffen, als ich das Foto entgegennahm.

Den restlichen Tag und die Tage darauf bekam ich Elvis nicht wieder zu Gesicht. Aber das störte mich nicht. Im Gegenteil, so konnte ich wenigstens in Ruhe arbeiten und meine Lieblingsmusik vor mich hin pfeifen. Aber was mich viel mehr freute, war natürlich etwas ganz anderes. Das Autogramm von Elvis überreichte ich nämlich noch am selben Abend feierlich Fräulein Erna. Sie fiel beinahe in Ohnmacht, als sie das unterschriebene Bild in Empfang nahm. Und da reagierte ich schnell und kein bisschen verlegen. Ich legte einfach meinen Arm um ihre Schultern, um sie zu stützen. Fräulein Erna war von dem Autogramm so überwältigt, dass sie mich gewähren ließ.

Was soll ich sagen: Im darauffolgenden Mai heirateten Erna und ich. Und noch jahrelang stand auf ihrem Nachttisch gleich neben unserem Hochzeitsfoto das gerahmte Autogramm von Elvis. Trotzdem führten wir eine glückliche Ehe. Denn der andere Mann in unserem Schlafzimmer störte mich nicht weiter. Und was die Musik betrifft, da hatten wir uns auf einen Kompromiss geeinigt: Die Woche über, wenn Erna ihre Hausarbeiten erledigte, durfte sie Elvis rauf und runter hören. Aber am Sonntag hörten wir ausschließlich meine geliebten deutschen Schlager.

FRÄULEIN BLAUKRAUT HEIRATET

Der Wecker hatte noch nicht geklingelt. Doch Beate war bereits hellwach. Kein Wunder! Heute war der Tag aller Tage. Heute würden sie und ihr Ludwig heiraten. Um elf Uhr war der Termin beim Standesamt. Beate warf einen Blick auf die Zeiger des Weckers, der auf ihrem Nachttisch stand. Erst fünf Uhr. Da blieb noch viel Zeit, um sich anzuziehen und als Braut zurechtzumachen. Beate schlug die Decke zurück und schwang ihre Beine aus dem Bett. Als sie ihre Füße auf dem kalten Holzboden aufstellte, hielt sie kurz inne. Das war also das letzte Mal, dass sie im Haus ihrer Eltern in ihrem Mädchenzimmer aufstand. Heute würde aus Beate Blaukraut endlich Beate Heller werden.

Obwohl es so früh war, konnte Beate bereits Geklapper aus dem Erdgeschoss hören. Wahrscheinlich konnte auch Mutter nicht mehr schlafen. Vermutlich war sie ebenso aufgeregt wie Beate.

„Ich kann es noch gar nicht glauben, dass meine kleine Beate nun bald unter der Haube ist", hatte sie gestern gesagt.

Beate schlüpfte in ihre Pantoffeln und lief die Treppe herunter. Sie streckte ihren Kopf durch den Türspalt und sah in die Küche.

„Du bist ja auch schon wach!", begrüßte sie ihre Mutter und lächelte.

Am Frühstückstisch saß Beates Vater und schlürfte seinen Malzkaffee. Beate setzte sich dazu und nahm dankbar eine Tasse Kaffee entgegen, die ihr ihre Mutter hinhielt.

„Ich hab so ein mulmiges Gefühl. Als ob heute noch irgendwas schiefgehen wird", brummte Vater Gustav, mehr in seine Kaffeetasse als zu jemand Bestimmten.

„Jetzt hör aber auf, Gustav Blaukraut!", tadelte Beates Mutter. „Du machst doch das Mädchen noch ganz nervös mit deiner Schwarzmalerei."

Beates Mutter knuffte sie in die Seite.

„Er kann nur immer noch nicht glauben, dass seine kleine Beate Blaukraut heute Mittag eine Beate

Heller sein wird", flüsterte sie und zwinkerte Beate dabei zu.

Hoffentlich behielt Mutter Recht und Vaters Gespür war falsch.

Pünktlich um halb zehn saß Beate im Auto ihrer Eltern. Ihr Vater startete den Wagen. Ihre Mutter zupfte von hinten an Beates Frisur herum.

„Eine schöne Braut bist du!", zwitscherte sie Beate dabei ins Ohr.

„Schön wäre auch, wenn wir gleich einen Parkplatz finden würden", murmelte Vater Gustav.

Fünfzehn Minuten bevor die Trauung beginnen sollte, stiegen die drei Blaukrauts aus der Familienkutsche. Tatsächlich war es kein Problem gewesen, das Auto direkt vor dem Standesamt abzustellen. Beate strich ihr weißes Brautkleid, das ihre Mutter selbst genäht hatte, glatt. Als sie hochsah, stand Ludwig, der Bräutigam, direkt vor ihr.

„Du bist die schönste Braut, die ich je heiraten werde", rief er.

„Na, ich hoffe, du hast nicht vor, heute noch andere Bräute zu heiraten", grinste Beate.

„Sonst geht das heute doch nicht glatt. Genau wie Papa vorhergesehen hat."

Ludwig lachte und hakte sich bei Beate unter.

„Dein Vater ist doch bloß aufgeregt. Weil er seine einzige Tochter heute hergeben muss. Komm, wir gehen rein."

Beate und Ludwig wurden bereits an der Tür vom Standesbeamten empfangen. Er grüßte freundlich und winkte die gesamte Hochzeitsgesellschaft hinter sich her ins Trauzimmer. Ludwig führte Beate zielstrebig zu den beiden Stühlen vor dem gewaltigen Schreibtisch an der Stirnseite des Raumes.

„Bis jetzt lief doch alles glatt", hörte Beate ihre Mutter flüstern, die mit ihrem Vater hinter dem Brautpaar Platz nahm.

Vor Beate lagen auf dem Schreibtisch des Standesbeamten zwei goldene Ringe auf einem schönen roten Samttuch. Ludwig hatte also daran gedacht. Nein, es würde keine Zwischenfälle geben, da war sich Beate sicher. Langsam entspannte sie sich und lehnte sich zurück.

„Liebes Brautpaar, liebe Hochzeitsgäste", fing der Standesbeamte an zu reden.

Das Murmeln im Raum ebbte ab. Es war jetzt ganz still und feierlich. Der Standesbeamte räusperte sich und begann, die Trauzeremonie einzuleiten.

Was der Beamte sagte, hatte Beate schon vergessen, ehe seine Worte verklungen waren. Denn in Beates Ohren rauschte es. Gleich war es so weit! Gleich würde sie ihr Jawort geben. Beate spürte, wie Ludwig ihre Hand drückte.

„Und nun frage ich Sie: Wollen Sie, lieber Bräutigam, Herr Ludwig Heller, ihre hier anwesende Braut, Beate Brautkraut ..."

Hinter Beate kicherte jemand. Der Standesbeamte kratzte sich verlegen am Kinn. Dann setzte er erneut an.

„Wollen Sie, Herr Ludwig Heller, mit Ihrer hier anwesende Blaut ..."

„Ich meine natürlich die Braut, als Fräulein Beate Braut ... nein, Blaut ... also Kraut ..."

„Ich hab's doch gewusst", hörte Beate ihren Vater stöhnen.

Beate nahm wahr, wie hinter ihr ein Stuhl über den Holzboden scharrte und sich jemand erhob. Sekunden später stand ihr Vater neben ihr.

„Sie meinen meine Tochter, also die Braut Beate Blaukraut, richtig?", soufflierte er dem Standesbeamten.

Der sah erschrocken zu Beates Vater auf und nickte verlegen.

„Na, dann fragen Sie einfach, ob er ‚Ja' zu ihr sagt", meinte Vater Gustav.

„Natürlich", beeilte sich der Standesbeamte. „Also, wollen Sie?"

Er sah Ludwig fragend an.

„Ja, ich will", verkündete Ludwig. Beate konnte hören, dass er dabei krampfhaft versuchte, ein Lachen zu unterdrücken.

Beates Vater setzte sich wieder. Mit etwas brüchiger Stimme setzte der Standesbeamter die Zeremonie fort.

„Und Sie, liebe Braut, wollen Sie mit dem Bräutigam Ludwig Heller die Ehe eingehen?"

„Ja, ich will", hauchte Beate.

Der Standesbeamte nickte Ludwig zu. Der griff nach einem der Ringe und streifte ihn Beate lächelnd an ihren rechten Ringfinger. Einen Moment betrachtete Beate den Ring verträumt. Dann steckte sie ihrem Ludwig den anderen Ring an.

„Gut, dann erkläre ich Sie Kraft des Gesetzes zu rechtmäßig verbundenen Eheleuten."

Hinter Beate und Ludwig fingen die Hochzeitsgäste an zu klatschen.

„Ich habe ja gewusst, dass irgendwas schiefgehen wird", brummte Beates Vater, nachdem er ihr die Wange getätschelt hatte.

„Der Standesbeamte hätte mal lieber vorher üben sollen. Ist doch gar nicht so schwer: Blaukraut bleibt Blaukraut und Brautkleid bleibt Brautkleid."
Da lachte erst Beate, dann Ludwig und schließlich die gesamte Hochzeitsgesellschaft samt Standesbeamten los.

WAS HÄNSCHEN NICHT LERNT …

Es muss Anfang 1963 gewesen sein. Ich erinnere mich deshalb so gut daran, weil der Winter einer der strengsten überhaupt war. Thea und ich waren seit sechs Jahren verheiratet und bewohnten mit unserem Söhnchen Rüdiger ein kleines Haus am Stadtrand. An einem Samstagmorgen stand ich im Garten und wickelte alte Lappen um den Wasserhahn an der Hauswand. Vor zwei Wochen war er eingefroren und ich hatte ihn nur mit großer Mühe wieder auftauen können. Ich musste unbedingt dafür sorgen, dass das nicht noch einmal passierte. Meine Finger fühlten sich trotz Handschuhe starr vor Kälte an. Gerade als ich ungeschickt einen der letzten Lappen um den Wasserhahn wickelte, hörte ich einen Schrei. Er kam von Thea, meiner Frau. So begann also die ganze Geschichte.

Ich rannte ums Haus. Dort traf ich auf Thea. Sie lag auf dem eisigen Boden vor der Haustreppe und hielt sich ihren Arm.

„Ich bin ausgerutscht. Die Stufen sind so glatt", meinte sie und biss die Zähne zusammen.

Ich griff ihr unter die Arme und half ihr, wieder aufzustehen.

„Pass auf. Das tut weh", stöhnte Thea und rieb sich über ihren linken Arm.

Theas Arm sah wirklich nicht gut aus. Er wirkte irgendwie verdreht.

„Vielleicht gebrochen", vermutete ich.

Vorsichtig führte ich meine Frau nach drinnen und platzierte sie auf einen Stuhl in der Küche.

„Wir sollten ins Krankenhaus fahren", beschloss ich und strich meiner Thea liebevoll über ihre Wange.

„Oje, Rüdiger ist noch im Schlafanzug", murmelte Thea.

„Kein Problem. Ich kümmere mich darum", beruhigte ich meine Frau und lief ins Kinderzimmer. Dort spielte unser kleiner Rüdiger mit seinen Bausteinen.

„Die Strumpfhosen sind unten in der Kommode", rief Thea aus der Küche.

Sie rief Anweisung um Anweisung. Rüdiger war im Nu angezogen und wir konnten uns auf den Weg ins

Krankenhaus machen. Und dort wurde dann meine Vermutung zur Gewissheit: Theas Arm war gebrochen und musste operiert werden.

„Wir müssen Sie mindestens eine Woche hierbehalten", meinte der Arzt.

Thea stöhnte. Ich dachte zuerst, es sei wegen der Schmerzen. Doch dann griff sie nach meinem Arm und sah mich eindringlich an.

„Aber wer kümmert sich dann um Rüdiger?", fragte sie.

„Na ich!", meinte ich gelassen. „Ich nehme mir frei."

Thea überzeugte das kein bisschen.

„Du kannst doch nicht einmal kochen!", rief sie und schüttelte den Kopf.

„Wir werden das Kind schon schaukeln, nicht wahr, Rüdiger?", sagte ich zuversichtlich und nahm meinen Sohn auf den Arm.

„Gehen wir schaukeln, Papa?", fragte Rüdiger, der wohl nicht richtig zugehört hatte.

Thea seufzte. Doch sie konnte ohnehin nichts ändern. Also verabschiedeten Rüdiger und ich uns von ihr und fuhren nach Hause.

So viel kann ich verraten: Die folgenden Tage wurden die schwierigsten in meinem Leben. Rüdiger morgens anziehen, Frühstück richten, Rüdiger in den Kindergarten bringen, Mittagessen machen und noch vieles mehr. So herausgefordert hatte ich mich noch an keinem einzigen Tag im Büro gefühlt. Aber Thea hatte Unrecht: Ich konnte kochen! Also zumindest schaffte ich es, dass Rüdiger und ich jeden Tag etwas zu essen hatten. Ich kochte vor allem Butterbrote.

Rüdiger und ich besuchten Thea jeden Tag im Krankenhaus. Ihr linker Arm war nach der Operation eingegipst.

„Alles wird gut verheilen", war der Arzt überzeugt.

Thea nahm das zur Kenntnis. Sie hatte ganz andere Sorgen.

„Wie kommt ihr zurecht?", wollte sie immer wieder wissen.

„Gut, wir schaffen das schon. Schau du lieber, dass du deinen Arm schonst und schnell wieder nach Hause kommst", meinte ich ein ums andere Mal.

Doch Thea ließ nicht locker.

„Was kocht Papa denn so?", wollte sie nun von Rüdiger wissen.

„Brot und Wurst", erklärte unser Sohn zufrieden.

„Aber das ist doch nicht kochen!“, meinte Thea und runzelte die Stirn.

„Doch, Papa hat gestern die Wurst gekocht. Es gab nämlich heiße Würstchen“, informierte sie Rüdiger.

Thea schien zufrieden, dass ihr Sohn doch gelegentlich etwas Warmes in den Magen bekam.

„Nur der Tee, den Papa dann noch gekocht hat, war nicht gut“, fügte Rüdiger an.

Thea wurde stutzig.

„Aber Tee kochen ist nun wirklich kein Kunststück. Wieso hat der denn nicht geschmeckt?“, wollte sie wissen.

Diesmal sah sie nicht Rüdiger, sondern mich an. Ich merkte, dass ich mich um eine Antwort drücken wollte. Ich wusste natürlich im Nachhinein, wieso mir der Tee nicht gelungen war. Aber es war schließlich noch kein Meister vom Himmel gefallen. Thea ließ nicht locker und bestand auf eine Antwort. Also musste ich es wohl zugeben.

„Na, ich dachte, ich spare ein bisschen. Und es gab ja gestern heiße Würstchen bei uns. Das hat dir Rüdiger doch eben erzählt“, wand ich mich.

„Weiter!“, forderte Thea gnadenlos.

Ich räusperte mich.

„Also, als wir die Würstchen gegessen hatten, stand der Topf mit dem Würstchenwasser noch auf dem Herd. Und es war noch richtig heiß. Da dachte ich, das lässt sich sicher noch verwenden", erzählte ich umständlich.

„Du hast Tee mit Würstchenwasser aufgegossen?", fragte Thea ungläubig.

Ich nickte und musterte dabei meine Fußspitzen.

„Schmeckt scheußlich", erklärte Rüdiger die Lage.

Ich nickte weiter. Wir beide hatten den besonderen Würstchen-Tee tapfer getrunken. Aber statt nach Pfefferminz schmeckte er eindeutig nach Wurst. Mit gesenktem Kopf wartete ich darauf, dass Thea nun losschimpfen würde. Doch genau das Gegenteil passierte. Thea lachte. Sie lachte so sehr, dass ihr Tränen über die Wangen liefen.

„Ach, meine beiden Männer. Jetzt wird es wirklich Zeit, dass ich endlich wieder nach Hause komme. Dann koche ich wieder für uns. Ich sag ja immer: Was Hänschen nicht lernt, lernt Hans nimmermehr."

Zwei Tage später konnte ich meine Frau vom Krankenhaus abholen. Gut, dass Theas rechter Arm heil war. So konnte sie das Ruder zu Hause auch gleich wieder weitgehend übernehmen. Besonders froh war ich, dass es nun wirklich endlich wieder etwas Richtiges zu essen gab. Über den von mir gekochten Würstchenwasser-Tee mussten wir noch Jahre später lachen.

EIN ECHTER HAUSFRAUENTRICK

„He, lass das! Das ist meiner!“

Es knallte. Bestimmt war gerade einer der Schulranzen in die Ecke geflogen. Es polterte. Wahrscheinlich lag der Inhalt des Ranzens jetzt im Flur verteilt. Hilde seufzte. Ihre beiden Kinder waren eben von der Schule nach Hause gekommen. Das war auch nicht zu überhören. Wie immer zankten sie sich lautstark. Es war zum Verzweifeln!

„Seid artig. Vertragt euch. Macht eure Aufgaben.“

Hilde redete sich ihren Mund fusselig. Doch Erfolg hatte sie dabei selten.

„Das ist doch normal. Lass sie. Wir haben uns früher als Kinder doch auch mit unseren Geschwistern gestritten“, meinte in solchen Fällen Hildes Mann Norbert dazu.

Der hatte gut reden! Der war ja den ganzen Tag über in der Firma. Sie war es, die das Gezanke der

Kinder ertragen und die Streitereien schlichten musste.

„Hört auf zu streiten! Bald ist Weihnachten. Da müsst ihr doch auch einmal nett zueinander sein!", rief Hilde aus der Küche.

Sie stand hinter dem Küchentisch, auf dem die dicke Bügeldecke lag. Es war kurz vor Weihnachten. Wie jedes Jahr um diese Zeit mühte sie sich ab, das Geschenkpapier vom Vorjahr glattzubügeln.

„Ich kann gar nichts dafür. Thomas ist schuld!", posaunte Ursula, ihre Jüngste, als sie die Küche betrat.

„Gar nicht wahr!", verteidigte sich Thomas lautstark.

Hilde seufzte erneut und stellte das Bügeleisen ab. Ursula kam näher.

„Was machst du da?", fragte sie neugierig.

Hilde lächelte. „Das ist ein Hausfrauentrick. Ich bügle die Falten aus dem Geschenkpapier. Dann kann man es prima wiederverwenden."

Hilde räumte das Bügelzeug beiseite und deckte den Tisch.

„Jetzt wird erst einmal gegessen", meinte sie und schickte ihre Kinder mit einer Kopfbewegung zum Händewaschen. Hilde trug den dampfenden Spinat und eine Schüssel Kartoffeln auf. Kaum saßen die

Kinder am Tisch, langten sie auch schon kräftig zu. Schnell waren alle Teller leergegessen.

„So, an die Arbeit mit euch. Jetzt werden die Hausaufgaben gemacht", sagte Hilde, räumte den Tisch ab und scheuchte ihre Kinder aus der Küche. Ruckzuck spülte sie die Teller und wischte über den Esstisch. Bevor sie mit dem Bügeln des Geschenkpapiers weitermachen konnte, musste sie erst in den Keller, um nach der Wäsche zu sehen.

Als Hilde eine Viertelstunde später mit einem Korb Wäsche die Treppen aus dem Keller nach oben stieg, stutzte sie. Hier roch es eindeutig verbrannt! Ob sie die Herdplatte angelassen hatte, auf der sie den Topf mit den Essensresten abgestellt hatte? Oder hatte sie das Bügeleisen angelassen? Hilde stellte den Korb auf einer der Treppenstufen ab und rannte in Richtung Küche. Der Geruch nach Verbranntem drang immer stärker in ihre Nase. Hilde riss die Küchentür auf und sah sofort zum Herd. Doch dann hörte sie ein Klappern. Es kam vom Küchentisch. Ursula! Hilde riss die Augen auf.

Auf dem Küchentisch war Hildes Bügeldecke ausgebreitet. Hinter dem Tisch stand Ursula mit dem Bügeleisen in der Hand.

„Ich wollte doch nur ...", stotterte sie.

Hilde zog den Stecker des Bügeleisens aus der Dose und riss das Fenster auf. Erst dann fragte sie: „Was machst du denn da?"

Betreten starrte Ursula auf den Küchentisch. Hilde folgte ihrem Blick. Dort lag Ursulas Schulheft auf der Bügeldecke. Es war aufgeschlagen. Die Seiten waren braun und wellig und an den Ecken schwarz. Der verbrannte Geruch kam eindeutig davon.

„Mein Schulheft war so verknittert. Das muss passiert sein, als Thomas meinen Ranzen in die Ecke geworfen hat", meinte Ursula kleinlaut.

Hilde verschränkte ihre Arme und wartete auf weitere Erklärungen ihrer Tochter.

„Ich dachte, ich probiere deinen Hausfrauentrick aus. Damit mein Heft wieder glatt wird. Und damit ich jetzt vor Weihnachten auch richtig brav bin", fuhr Ursula fort.

Hilde trat näher und sah sich die Bescherung an. Ursulas Bemühungen waren alles andere als von Erfolg gekrönt. Statt eines glatten Schulheftes hatte sie ein Heft mit verkohlten Ecken. Hilde wollte schon losschimpfen. Dass das alles eine dumme Idee von Ursula gewesen war. Und dass das Heft gar nicht verknittert gewesen wäre, wenn nicht Ursula und Thomas so gezankt hätten. Aber dann fiel ihr ein, dass ja wirklich bald Weihnachten war. Und Hilde beschloss, mit guten Beispiel voranzugehen und einzulenken.

„Ich glaube, ich hätte dir meinen Hausfrauentrick besser erklären müssen. Beim Glattbügeln von Papier darf das Bügeleisen auf keinen Fall ganz heiß sein."

Hilde griff nach Ursulas Heft und runzelte die Stirn. Die gebügelten Seiten waren nicht mehr zu retten.

„Ich reiße die kaputten Seiten heraus. Dann schreibe ich alles neu", schlug Ursula vor und ließ ihre Schultern hängen.

Das war ja eigentlich wirklich Strafe genug, musste Hilde zugeben. Darum strich sie ihrer Tochter ermutigend über den Kopf.

Als Ursula mit dem Heft die Küche verließ, fühlte Hilde sich ganz zufrieden. Sie hatte zwar zwei Kinder, die sich ständig zankten. Aber sie war sicher, dass aus Ursula einmal eine gute Hausfrau werden würde. Immerhin zeigte sie viel Interesse an der Hausarbeit. Und sie traute sich, Sachen auszuprobieren. Auch wenn ihr nicht alles auf Anhieb glückte. So konnte man das eben auch sehen! Hilde schnupperte. Der verbrannte Geruch war verflogen. Sie schloss das Fenster und machte sich wieder an ihre Bügelarbeit.

Ein Picknick mit Hindernissen

„Was für ein schöner Sommertag!"

Edwin hatte das Fenster geöffnet und streckte seinen Kopf nach draußen, um sein Gesicht von der Sonne wärmen zu lassen.

„Wir sollten den Tag nutzen. Was meinst du?", rief er über seine Schulter hinweg seiner Frau Renate zu. Edwin hatte heute einen freien Tag. Den wollte er genießen. Und Renate ließ sich nicht lange bitten.

„Gute Idee. Heute bleibt die Küche kalt. Wir machen ein Picknick", schlug sie vor.

Edwin war begeistert. Er stellte das Fenster auf Kipp und half Renate, einen Korb mit allerlei zum Essen und Trinken zu packen. Von draußen hörten sie dabei die Vögel zwitschern. Das klang wie Sommermusik in Edwins Ohren. Beschwingt schmierte er Butterbrote, legte Essiggürkchen darauf und wickelte alles in Papier. Renate bückte sich und zog eine rotweiß karierte Tischdecke aus dem Küchenschrank. Fertig war das Festmahl für unterwegs. Zufrieden gingen die beiden zur Garage, wo ihre Fahrräder an der Wand lehnten.

„Wir fahren zum Stausee. Dort gibt es sicherlich ein schattiges Plätzchen auf der Wiese unter einem Baum", meinte Edwin, während er den Korb auf seinen Gepäckträger klemmte.

Zwanzig Minuten lang traten Edwin und Renate kräftig in die Pedale. Dann kam in der Ferne der See in Sicht. Edwin hörte, wie sein Magen knurrte. Höchste Zeit für das Picknick! Als Edwin und Renate sich dem See näherten, konnten sie noch viel mehr als nur Wasser sehen. Jede Menge Leute lagen auf der Wiese am See oder erfrischten sich gerade im kühlen Nass.

„Das ist aber ungemütlich hier. Ich wollte ja eigentlich ungestört sein", brummte Edwin und hielt an.

„Aber du hättest dir doch denken können, dass an einem schönen Sommertag die Leute zum Baden gehen", meinte Renate und stieg von ihrem Fahrrad.

„Hier bleiben wir nicht. Unser Picknick machen wir zu zweit und nicht mit lauter Zuschauern", beschloss Edwin.

Er wendete sein Fahrrad und stieg wieder auf.

„Wo willst du denn hin?", rief Renate ihrem Mann nach.

„Zur Wiese hinter der Fabrik. Komm, beeil dich. Ich habe Hunger", antwortete Edwin ohne dabei anzuhalten.

Renate seufzte und stieg aufs Fahrrad, um ihrem Mann hinterherzufahren. Zehn Minuten später hatten sie die besagte Wiese erreicht. Zufrieden stieg Edwin vom Rad, nahm den Picknickkorb vom Gepäckträger und pfiff eine schwungvolle Melodie. Renate wischte sich den Schweiß von der Stirn. Sie hatte mit Edwins Tempo kaum mithalten können. Jetzt war sie ziemlich außer Atem.

Endlich konnte es losgehen. Renate zog die Tischdecke aus dem Korb und breitete sie aus. Doch gerade, als sie sie aufs Gras legen wollte, hielt sie inne.

„Edwin, schau! Überall Ameisen. Das ist ja schrecklich!", stöhnte sie.

„Ach was, so kleine Tiere werden uns doch nicht weiter aus der Ruhe bringen", versuchte Edwin seine Frau zu besänftigen. Doch Renate schüttelte den Kopf.

„Nein! Hier bleibe ich nicht. Hier kannst du alleine picknicken!“, rief sie entschlossen.

Also packten Edwin und Renate wieder ihre sieben Sachen und gingen zu ihren Fahrrädern.

„Und wohin jetzt?“, grummelte Edwin. Er hatte mittlerweile so einen Hunger, dass er am liebsten hier im Stehen das erste Brot verschlugen hätte.

„Wir fahren zum Waldrand. Dort ist es schattig, ruhig und schön“, sagte Renate.

Die Laune der beiden war bereits merklich schlechter, als sie erneut losfuhren. Sie hatten den Waldrand kaum erreicht, als sie plötzlich ein Grollen hörten.

„Oh nein! Edwin, es zieht ein Gewitter auf!“

Renate stieg vom Rad und sah in den Himmel. Tatsächlich! Die dunklen Wolken, die im Westen aufzogen, verhießen nichts Gutes. Zwar waren sie noch etwas entfernt, aber es würde nicht mehr lange dauern, bis das Gewitter losging.

„Komm, schnell! Wir fahren nach Hause“, kommandierte Edwin bestimmt.

Er griff an Renates Fahrradsattel und schob kräftig an. Mit Schwung fuhr sie los und Edwin hinterher. Sie strampelten beide, was das Zeug hielt. Gerade, als sie die Einfahrt zu ihrem Haus erreicht hatten, ging das Unwetter los.

Es war, als hätte der Himmel alle seine Schleusen gleichzeitig geöffnet. Von einer Sekunde auf die andere goss es wie aus Eimern. Renate sprang vom Fahrrad, ließ es einfach in der Einfahrt liegen und rannte zur Haustür. Edwin zog schnell den Picknickkorb vom Gepäckträger und folgte ihr im Laufschritt. Obwohl die beiden sich so beeilt hatten, rann ihnen bereits das Wasser in kleinen Bächen aus den Haaren übers Gesicht. Durchnässt schlüpften sie ins Haus.

„Das darf doch wohl nicht wahr sein!“, brummelte Edwin in das Handtuch, das Renate ihm aus dem Badezimmer geholt hatte.

„Einmal wollen wir beide ein Picknick machen. Und dann sowas.“

Renate hatte sich bereits trockene Sachen übergestreift. Beim Anblick ihres tropfenden Mannes musste sie grinsen.

„Wir lassen uns doch von Menschenmengen, Ameisen und ein bisschen Regen die Laune nicht verderben“, lachte sie.

„Ich habe eine Idee. Mach mal die Augen zu", forderte sie Edwin auf. Missmutig tat er, was seine Frau verlangte. Er hörte, wie es raschelte und klapperte. Was seine Renate jetzt wohl machte?

„Augen auf!", rief Renate.

Edwin öffnete seine Augen und staunte: Seine Frau Renate hatte im Flur ihres Hauses die rotweiß karierte Decke auf dem Boden ausgebreitet. Darauf waren all die kleinen Köstlichkeiten verteilt, die sie für ihr Picknick vorbereitet hatten. Neben der Tischdecke lagen zwei Sofakissen auf dem Boden. Auf dem einen saß Renate und lächelte. Mit einer Hand klopfte sie auf das noch leere Kissen.

„Los, setzt dich. Wir picknicken jetzt", sagte sie.

Edwins Laune war schlagartig gestiegen. Er freute sich auf das Picknick im Flur. Und darüber, dass er die beste Ehefrau der Welt hatte. Zufrieden ließ Edwin sich auf das Kissen sinken und nahm dankbar das Butterbrot entgegen, das ihm Renate kichernd hinhielt.

TOR! TOR! TOR!

Ich weiß noch ganz genau, dass es 1968 gewesen war. Denn unser Fußballverein „Rot-Weiß 68“ hatte sich gerade erst gegründet. Gleich in diesem Gründungsjahr begann unser jüngster Sohn Bernd im Verein Fußball zu spielen. Was war ich da als Vater stolz! Höchstpersönlich begleitete ich ihn die ersten Male zum Training der Anfänger. Alle Jungen waren erst im Grundschulalter. Wenn sie ihre Turnhosen anhatten, schlackerten diese gefährlich um ihre dünnen Schenkel. Aber alle waren mit Feuereifer bei der Sache!

Jedes Training begann mit einem Dauerlauf. Die Knirpse drehten Runde um Runde um den Bolzplatz. Dann pfiff Siegfried, der Trainer, in seine Trillerpfeife. Es dauerte immer lange, bis alle sich um ihn versammelten. Siegfried hatte seine liebe Mühe. Einen Sack Flöhe zu hüten, war wirklich einfacher, als diese Dreikäsehochs zu Fußballern zu machen. Dennoch stand ich begeistert neben dem Platz und fieberte sogar bei Probeschüssen mit. Mein Sohn hatte, obwohl er noch so klein war, einen harten Schuss. Einmal drosch er so auf den Ball, dass es einen echten Lattenknaller gab.

„Los, geh nach vorn!“, brüllte ich aus Leibeskräften, wenn am Schluss des Trainings noch gespielt wurde. Die Jungen spielten sechs gegen sechs und wuselten über das Gras. Jeder wollte den Ball haben. Ein richtiges Zusammenspiel klappte noch nicht. Aber das würde schon noch werden. In meinem Kopf sah ich Bernd bereits in der Bundesliga spielen. Vielleicht beim 1. FC Nürnberg. Der war letztes Jahr Meister geworden. Wenn Bernd und ich mit dem Fahrrad nach dem Training nebeneinander heimradelten, unterhielten wir uns natürlich über nichts anderes als Torhüter, Stürmer und Liberos.

Zu Hause trainierten Bernd und ich dann noch ein bisschen im Hinterhof weiter. Meist war es schon beinahe dunkel, bis wir den Lederball endlich in die Hände nahmen und nach oben in unsere Wohnung gingen. Oft musste Elisabeth, meine Frau, uns aber auch daran erinnern, dass nun wirklich Schluss war. Sie öffnete dann oben das Fenster und rief in den

Hof: „Das Essen steht schon auf dem Tisch! Macht, dass ihr hochkommt!"

Als Bernd dann an einem Samstag sein erstes richtiges Spiel hatte, musst ich arbeiten. Ausgerechnet! Beim Frühstück nahm ich mir darum besonders viel Zeit, um mit meinem Sohn das Spiel zu besprechen.

„Ich bekomme das Trikot mit der Nummer 8", verkündete er kauend.

Das hielt ich für ein gutes Zeichen.

„Wie Helmut Haller. Der hat vor zwei Jahren im WM-Endspiel das erste Tor gegen England geschossen", erklärte ich Bernd.

„Und dann haben die Deutschen gewonnen?", fragte Bernd neugierig.

„Nein, leider nicht. Aber Helmut Haller hat trotzdem gut gespielt. Und das wirst du heute auch tun", meinte ich zuversichtlich.

Schweren Herzens machte ich mich anschließend für meine Schicht fertig. Elisabeth wollte Bernd zu seinem Spiel begleiten. Zum Abschied klopfte ich meinem Sohn dann noch ermutigend auf den Rücken.

„Zeig, was du kannst! Und heute Abend erzählst du dem Papa, wie das Spiel war", meinte ich zu ihm, bevor ich ging.

Bei der Arbeit konnte ich mich an diesem Tag schlecht konzentrieren. Ständig musste ich daran denken, wie das Fußballspiel wohl lief. Ich stellte mir vor, dass Bernd die gegnerischen Spieler mit links ausdribbelte. Wie er an allen Abwehrspielern vorbeizog. Und wie er ein Tor ums andere schoss.

Endlich hatte ich Feierabend und eilte nach Hause. Kaum hatte ich die Wohnungstür hinter mir geschlossen, kam mir auch schon mein Sohn Bernd entgegen.

„Na, mein Fußballer, wie war es?“, wollte ich natürlich sofort wissen.

Bernd zuckte mit den Schultern. Elisabeth kam dazu und stellte sich hinter unseren Jüngsten.

„Alle haben sich wirklich große Mühe gegeben“, sagte sie und strich Bernd über den Kopf.

„Und, hast du ein Tor geschossen?“, fragte ich und streifte mir meine Arbeitsschuhe von den Füßen. Aus dem Augenwinkel sah ich, wie Bernd nickte.

„Wirklich? Das ist ja famos!“ Ich war begeistert.

Aber irgendwie sahen Bernd und Elisabeth gar nicht so begeistert aus.

„Wie ist denn das Spiel ausgegangen?“, wollte ich wissen.

Bernd sagte nichts. Elisabeth übernahm die Antwort: „Unsere Jungen haben eins zu null verloren."

„Was? Aber ...", stammelte ich.

Das konnte doch nicht sein. Mein Sohn hatte doch gerade erzählt, dass er ein Tor geschossen hatte. Doch da dämmerte es mir langsam.

„Ach, und das eine Tor für die anderen, das hast du geschossen?", fragte ich leise.

Bernd nickte.

„Eigentor", meinte Elisabeth.

„Aber ein toller Schuss", fügte sie hinzu.

Ich brauchte nur drei Sekunden, bis ich mich gesammelt hatte. Dann war ich mir sicher: Ich musste Bernd trösten. Er war mein Sohn. Und es war völlig egal, ob er Tore schoss oder nicht. Besser gesagt, in welches Tor er traf. Ein Grinsen huschte über mein Gesicht. Aber ich verkniff es mir. Stattdessen legte ich Bernd einen Arm um seine Schultern und drückte ihn.

„Wollen wir beide später im Hinterhof noch ein bisschen trainieren?", schlug ich vor.

Damit war Bernd sofort einverstanden und die Blamage bei seinem ersten Spiel war vergessen.

NEIN, SOLCHE LAUSBUBEN!

Auch wenn früher manches mühsam war und ich schon als zehnjähriger Junge oft mithelfen musste: Meine Freunde und ich hatten eine schöne Kindheit. Wir wohnten auf dem Land. Das bedeutete, dass unser Schulweg lang war. Und wenn wir schließlich am frühen Nachmittag wieder zu Hause waren, mussten erst einmal die Schularbeiten erledigt werden. Und dann mussten wir daheim auch noch kräftig mit anpacken. Doch dann hatten wir Zeit, frei wie die Vögel herumzustromern. So verbrachte ich meine Nachmittage im Wald und auf den Wiesen rund um unser Dorf. Zusammen mit meinen Freunden Wilhelm und Kurt baute ich Lager im Unterholz oder wir spielten Fußball. Natürlich heckten wir drei auch immer wieder so manche krummen Dinger aus. Doch wir waren im Großen und Ganzen brave Burschen und niemand kam bei unseren Streichen zu Schaden. Nur an einen

Streich erinnere ich mich noch gut. Und der kostete zumindest einer Person so manche Nerven.

Es war Spätsommer. Wilhelm, Kurt und ich trafen uns wie immer vor meinem Haus. Nebenan wohnte die Bauersfamilie Klein. Dieser Bauernhof war meist unser erstes Ziel. Denn hinter dem Hof standen Apfelbäume und Haselnusssträucher. Und die Früchte der Bäume und Sträucher wurden langsam reif. Wir konnten uns also sozusagen im Vorbeigehen bedienen. Diesmal hatte Wilhelm aber noch eine andere Idee. Er griff in seine Hosentasche und zeigte uns stolz seinen neuesten Schatz: ein Taschenmesser. Das hatte ihm sein Patenonkel geschenkt. Und er wollte es natürlich gleich mit uns ausprobieren.

Also gingen wir zu den Haselnusssträuchern vom Kleinhof. Jeder von uns suchte sich eine passende Astgabel aus, die wir sodann aus dem Strauch brachen. Mit Wilhelms Taschenmesser waren die Bruchstellen schnell geglättet. Ich lief eilig nach Hause und stibitzte drei von Mutters Weckgummis und einen stabilen Bindfaden aus der Küchenschublade.

Im Nu hatten wir drei brauchbare Steinschleudern. „Und was machen wir jetzt mit den Zwillen?“, wollte Kurt wissen.

„Am besten erst mal Zielen üben", schlug Wilhelm vor. Also trabten wir mit unseren Geschossen zum Waldrand. Wir wählten einen der Bäume aus. Den Stamm einer dicken Eiche galt es zu treffen. Wir luden nacheinander unsere Schleudern mit kleinen Kieselsteinen. Ich hatte den Dreh schnell heraus und traf schon beim zweiten Versuch. Wilhelm und Kurt brauchten etwas länger. Aber dann trafen auch sie immer besser. Stundenlang schleuderten wir kleine Steinchen an den Eichenstamm.

Doch irgendwann wurde uns das zu langweilig.

„Wir brauchen ein schwierigeres Ziel", meinte Kurt.

Zu dritt machten wir uns auf den Weg zurück. Als wir am Kleinhof vorbeikamen, hörten wir jemanden singen. Es kam von irgendwo oben. Ich legte meinen Kopf in den Nacken. Da! Im Bauernhaus stand ein Fenster offen. Jetzt konnte ich sehen, wie Frau Klein sich aus dem Fenster beugte, um ein Staubtuch auszuschütteln. Wahrscheinlich putzte sie gerade. Ich wollte schon weitergehen, da hielt mich Wilhelm am Ärmel fest.

„Das ist ein richtiges Ziel für uns", raunte er mir ins Ohr und zeigte mit dem Finger auf das offene Fenster.

Kurt und ich waren von der Idee sofort begeistert. Leise schlichen wir hinter die Scheune des Kleinhofes und sammelten kleine Kieselsteine. Die steckten wir uns in die Hosentaschen. Als wir genug Munition beisammenhatten, drückten wir uns an die Scheunenwand und lugten um die Ecke. Von hier aus hatten wir das offene Fenster der Kleins direkt im Visier.

„Du fängst an", bestimmte Wilhelm und zeigte auf mich.

Das war natürlich eine besondere Ehre. Ich holte ein Steinchen aus meiner Hosentasche und spannte den Gummi der Zwille. Zisch! Kaum hatte ich losgelassen, sauste das Kieselsteinchen auch schon in Richtung Bauernhaus. Und tatsächlich: Es flog direkt durch das offene Fenster.

Dann waren Wilhelm und Kurt dran. Auch die beiden trafen. Wir wollten schon erneut laden, da hörten wir eine ärgerliche Stimme.

„Ich habe doch eben gekehrt. Wo kommen denn diese Steine her?", rief Frau Klein.

Die Bäuerin beugte sich aus dem Fenster und ließ einige Steinchen auf den Hof fallen. Wilhelm, Kurt und ich drückten uns schnell hinter die Scheunenwand und grinsten.

„Los, nochmal", kicherte Kurt und sah nach, ob die Luft wieder rein war.

Also bescherten wir Frau Klein erneut einen kleinen Steinhagel im frisch gefegten Zimmer. Und wieder hörten wir, wie Frau Klein sich ärgerte. Was für ein Spaß!

„Wir machen das gleich nochmal. Sie kann uns ja nicht sehen", lachte Wilhelm nach der dritten Runde. Plötzlich sprach uns jemand an.

„Aber ich kann euch sehen, ihr Lausebengel!"

Wilhelm, Kurt und ich fuhren herum. Hinter uns stand Bauer Klein. Er hatte die Hände in die Seiten gestemmt. Wie lange er uns wohl schon beobachtete? Wie es schien, lange genug. Denn er sah gar nicht freundlich drein.

„Paula, komm mal!", rief Herr Klein in Richtung des offenen Fensters.

Frau Klein streckte ihren Kopf heraus und sah überrascht zu uns herüber.

„Ich glaube, hier sind drei Burschen, die dir gerne beim Putzen helfen möchten", rief Bauer Klein ihr zu.

Frau Klein machte große Augen.

„Los, erklärt ihr, was ihr angestellt habt", forderte uns der Bauer auf.

Also erzählten wir immer abwechselnd, wieso Frau Klein in ihrem geputzten Zimmer immer wieder Kieselsteine auf dem Boden gefunden hatte.

„Erich, du hast Recht. Strafe muss sein. Die drei bekommen eine Putzaufgabe von mir", sagte Frau Klein, die noch immer oben am geöffneten Fenster stand.

Und so kam es, dass wir an diesem späten Nachmittag den gesamten Kleinhof fegten. Unsere Zwillen steckten dabei in unseren Hosentaschen. Morgen würden wir sie zwar bestimmt wieder benutzen. Aber sicherlich nicht in offene Fenster damit zielen.

DA WIRD EINEM WARM UMS HERZ!

Wie sehr sich Marianne auf den Nachmittag freute! Sie und ihr Verlobter Harald waren heute bei Karin und Ottokar zum Kaffee eingeladen. Ihre Freunde hatten vor zwei Wochen geheiratet. Danach waren sie in ihr gemeinsames Haus gezogen. Zwar hatte Harald Marianne auch schon einen Antrag gemacht. Aber sie wollten noch bis nächstes Jahr mit der Hochzeit warten. Bis dahin musste Marianne sich eben am Glück von Karin und Ottokar erfreuen. Das machte das Warten leichter. Außerdem freute sich Marianne schon darauf, zu sehen, wie Karin und Ottokar eingerichtet waren. Das interessierte sie nämlich brennend. Nicht, dass sie neugierig gewesen wäre … Aber als Frau musste man sich schließlich informieren, fand Marianne.

„Zieh dich an. Dann gehen wir los. Um drei Uhr sollen wir dort sein. Wenn wir zu Fuß gehen, brauchen wir mindestens zwanzig Minuten", meinte Harald.

Er stand vor der Haustür von Mariannes Elternhaus, um seine Verlobte abzuholen. Marianne warf einen Blick auf die Uhr. Erst kurz nach zwei. Eigentlich hatten sie noch ausreichend Zeit. Aber sie genoss natürlich jede Minute mit ihrem Harald. Also schlüpfte Marianne in ihren dicken Mantel und wickelte sich einen Schal um den Hals. Der Januar war frostig. Und sie wollte auf dem Fußweg zu Karin und Ottokar auf keinen Fall frieren. Ruckzuck war Marianne fertig. Nur noch die pelzgefütterten Stiefel. Dann konnten sie losgehen. Marianne lächelte Harald an und hakte sich bei ihm unter. Gut gelaunt machten sich die beiden auf den Weg.

Der Spaziergang tat gut. Die Winterluft war klar und weich. Marianne und Harald sprachen über dies und das. So verflog die Zeit wie im Nu. Es war noch nicht einmal halb drei, als die beiden vor Karins und Ottokars Haus standen.

„Warte, wir sind doch viel zu früh", meinte Marianne, als Harald die Klingel drücken wollte.

„Ach komm. Das wird den beiden schon nichts ausmachen. Oder sollen wir vielleicht jetzt eine halbe Stunde in der Kälte stehen bleiben?", lachte Harald und klingelte.

Marianne hörte, wie der Klingelton im Haus erschallte. Sie lächelte Harald an und drückte seinen Arm. Dann warteten die beiden. Nichts! Nach einer Minute drückte Harald erneut die Klingel. Wieder nichts!

„Ob sie vielleicht noch irgendwo unterwegs sind? Es ist ja noch gar nicht so weit", überlegte Marianne.

Harald zuckte mit den Schultern.

Nach fünf Minuten versuchte es Harald erneut mit Klingeln. Doch auch diesmal öffnete ihnen niemand. Langsam wurde es Marianne kalt. Sie schlang ihre Arme um die Taille und rieb ihre Hände an den Seiten.

„Wo die nur sind?", brummte Harald und trat von einem Fuß auf den anderen.

Bestimmt war auch ihm kalt. Marianne jedenfalls fror.

„Wenn wir hier draußen noch länger warten müssen, dann friere ich fest", murmelte sie und klapperte dabei mit ihren Zähnen.

„Komm her. Ich wärme dich", meinte Harald und legte einen Arm um Mariannes Schultern.

Das half ein bisschen. Aber kalt war Mariannen noch immer. Harald nahm immer wieder seinen Arm von Mariannes Schultern, um sich warme Luft in seine Hände zu pusten.

„Wir müssen uns bewegen. Dann wird uns wärmer", schlug Marianne vor.

Harald nickte.

„Aber jetzt ist es beinahe drei Uhr. Wir können nicht mehr weit gehen. Sonst sind wir am Ende doch noch unpünktlich", überlegte er.

„Dann müssen wir uns eben hier an Ort und Stelle bewegen", meinte Marianne und begann, auf und ab zu hüpfen.

Harald musste bei diesem Anblick grinsen.

„Wie ein Frosch siehst du aus", lachte er.

Dann tippte er sich an die Stirn.

„Ich habe eine bessere Idee. Los, wir tanzen", rief er und zog Marianne in seine Arme. Dann begann er, ihren gemeinsamen Lieblingsschlager zu singen:

Wenn einer klagt, wenn einer sagt:
Die Welt sei voll Probleme,
lach ich ihn aus und sag diskret:
Nur ja nichts wichtig nehmen.
weil's allen andren grad so geht.

Herz, Schmerz und dies und das,
ach, das ist uralt.
Kuss, Schluss und sonst noch was,
das kennt mancher bald.

„Die Herz-Schmerz-Polka“, staunte Marianne und sang mit.

Sie ließ sich nicht lange bitten. Vor dem Haus von Karin und Ottokar fingen die beiden an, eine schwungvolle Polka zu tanzen. Und das half! Langsam wurde es Marianne wieder wärmer.

„Komm, wir machen einfach weiter“, lachte Marianne, als das Lied zu Ende war. Sie überlegte kurz. Dann sang sie: „Die Fischerin vom Bodensee ist eine schöne Maid, juchhee!“

Harald und sie wiegten sich im Takt. Sie waren so in ihren Tanz versunken, dass sie gar nicht mitbekamen, als vor ihnen jemand stehen blieb. Erst als Harald eine Hand auf die Schulter klopfte, sahen Marianne und Harald auf. Karin und Ottokar standen da und lachten.

„Was macht ihr denn da?“, gluckste Ottokar.

„Na, wir sorgen dafür, dass uns warm wird“, meinte Harald. „Aber sagt mal, wo wart ihr denn? Ich dachte, wir sollten zu euch zum Kaffeetrinken kommen. Und dann stehen wir vor verschlossenen Türen", wollte er von Ottokar wissen.

„Wir wollten euch entgegengehen und haben den Weg hintenherum genommen. Da müssen wir uns wohl verpasst haben", klärte ihn Ottokar auf.

„Wartet ihr schon lange? Euch muss ja furchtbar kalt sein", meinte Karin besorgt.

„Eigentlich nicht. Wir haben uns ja bewegt. Und nun ist uns warm", lachte Marianne.

„Ja, ganz besonders warm ums Herz", fügte Harald an.

Dann endlich gingen die vier Freunde nach drinnen ins Warme.

WENN ALLES SCHIEFGEHT ...

Freitag, der 13.! Mathilde schüttelte den Kopf. Sie warf einen letzten Blick auf das Kalenderblatt. Nein, sie wollte nicht abergläubisch sein. Ein Freitag, der 13., war ein Tag wie jeder andere auch. Außerdem war heute ein guter Tag, fand Mathilde. Denn Alfreds Firma hatte Betriebsurlaub. Darum war ihr Mann heute an einem ganz normalen Wochentag zu Hause. Er hatte ihr versprochen, heute beim Einkaufen mitzuhelfen. Dann konnten sie mit dem Auto fahren. Mit ihrem neuen VW Käfer ging das viel bequemer, als wenn Mathilde alle Einkäufe mit dem Fahrrad nach Hause transportieren musste.

Gleich nach dem Frühstück holte Mathilde ihren Einkaufskorb.

„Komm, wir beeilen uns. Dann kann ich vormittags noch einen Kuchen fürs Wochenende backen", trieb Mathilde ihren Mann zur Eile.

Alfred faltete murrend die Zeitung zusammen. Seinen Urlaubstag hatte er sich eigentlich gemütlicher vorgestellt. Mathilde zwinkerte ihrem Alfred zu. Da war sein kleiner Ärger auch schon verflogen. Mathilde und Alfred waren nun schon ein Jahr verheiratet. Aber oft genügte immer noch ein liebevoller Blick von Mathilde und Alfred schmolz dahin.

Alfred drehte am Zündschlüssel, als die beiden im Auto saßen. Doch statt anzuspringen, gab der Wagen nur stotternde Geräusche von sich. Oh nein!

„Vielleicht die Batterie?", überlegte Alfred.

Er versuchte erneut, das Auto zu starten. Wieder vergeblich!

„Oder ein Marder hat ein Kabel durchgebissen. Ich muss mir das mal ansehen."

Also stiegen Mathilde und Alfred wieder aus. Mathilde holte nun doch ihr Fahrrad aus dem Schuppen. Und Alfred öffnete die hintere Klappe des Autos, wo er sich den Motor genauer ansehen konnte.

„Bestimmt liegt das nicht daran, dass heute Freitag, der 13., ist", murmelte Mathilde und trat in die Pedale.

Als sie eine Stunde später mit einem vollen Korb wieder zu Hause ankam, erwartete Alfred sie zufrieden in der Küche.

„Das Auto läuft wieder. Es war nur ein Kabel locker. Keine große Sache", verkündete er stolz.

Dann half er Mathilde, alle Einkäufe zu verstauen. Er stellte die Milch in den Kühlschrank, legte die Eier dazu und füllte Salz und Zucker in die Glasschuber über dem Herd. Mathilde streifte sich ihre Schürze über und holte die Rührschüssel aus dem Schrank.

„Machst du einen Marmorkuchen?", fragte Alfred.

Mathilde nickte und lächelte.

„Ja. Und Mittagessen gibt es heute etwas später. Dafür haben wir dann schon einen frischen Kuchen als Nachtisch."

Sie konnte förmlich sehen, wie ihrem Mann das Wasser im Mund zusammenlief. Butter, Eier und Zucker waren schnell schaumig geschlagen. Erst schaute Alfred noch begeistert zu. Doch dann setzte er sich lieber an den Tisch und widmete sich seiner

Zeitung. Mathilde war das nur recht. So stand er ihr wenigstens nicht im Weg.

Eine gute Stunde später griff Mathilde nach den Topflappen. Damit holte sie den dampfenden Kuchen aus dem Ofen. Genau in diesem Moment klingelte es an der Tür.

„Ich mach schon auf", erklärte Alfred.

Wenige Augenblicke später betrat Alfred mit einem Mann die Küche.

„Schau mal, Mathilde, wer uns da besucht", meinte er und blickte plötzlich ziemlich nervös drein.

„Das ist Herr Tischler, mein Chef. Er war gerade in der Gegend und wollte nur kurz etwas wegen der Firma nachfragen."

Herr Tischler reichte Mathilde die Hand und machte galant eine angedeutete Verbeugung.

„Ah, die werte Gattin", grüßte er mit tiefer, angenehmer Stimme.

Mathilde sah an sich herunter. Sie trug immer noch ihre Küchenschürze. Und ihre Haare waren sicherlich auch in Unordnung. So konnte sie doch unmöglich dem Chef ihres Mannes gegenübertreten. Wenn dieses Durcheinander heute nicht doch am Freitag, den 13., lag ...

Mathilde entschuldigte sich. Als sie umgezogen und frisiert wiederkam, saßen Alfred und Herr Tischler am Küchentisch. Beide hatten in der Zwischenzeit wohl schon alles besprochen. Denn Alfreds Chef wollte gerade aufstehen.

„Darf ich Ihnen vielleicht noch ein Stück Kuchen anbieten?", fragte Mathilde.

„Sehr gerne. Ist das Marmorkuchen? Das ist mein Lieblingskuchen", nahm Herr Tischler die Einladung sofort an.

Also holte Mathilde drei Kuchenteller und Gabeln und stellte sie zusammen mit dem Marmorkuchen auf den Tisch.

„Lassen Sie es sich schmecken", lächelte Mathilde.

„Wenn er so gut schmeckt, wie er aussieht ...", schmeichelte Alfreds Chef.

Mathilde lehnte sich zurück. Sie wollte erst einmal höflich abwarten.

Herr Tischler stach sich ein großes Stück vom Kuchen ab und schob es in den Mund. Mathilde wollte gerade selbst zur Gabel greifen. Da sah sie, wie Herr Tischler seinen Mund verzog. Dann schluckte er schwer.

„Sie müssen sehr verliebt in ihren Mann sein", meinte Herr Tischler.

Irritiert sah Mathilde Alfreds Chef an. Das fand sie nun doch etwas sehr persönlich und gar kein angemessenes Gesprächsthema. Jetzt hatte auch Alfred das erste Kuchenstück im Mund. Doch der schluckte es erst gar nicht, sondern spuckte den Kuchen sofort wieder auf seinen Teller.

Er sprang auf und holte sich und Herrn Tischler ein Glas Wasser. Beide tranken es in gierigen Zügen leer.

„Mathilde, der Kuchen schmeckt nicht süß, sondern salzig“, erklärte Alfred endlich.

Vorsichtig probierte Mathilde ein winziges Stückchen. Alfred hatte Recht! Das durfte doch nicht wahr sein.

„Aber ich habe doch wie immer Zucker aus dem rechten Glasschuber genommen“, meinte Mathilde ratlos.

Da bekam Alfred große Augen.

„In den rechten Glasschuber habe ich vorhin aber das Salz gefüllt. Der Zucker ist im linken Schuber“, gab Alfred kleinlaut zu.

Nein, so ein Pech! Mathilde konnte es kaum fassen. Wie konnten sie sich nur so vor Alfreds Chef blamieren. Dieser verflixte Freitag, der 13.!

Doch scheinbar fand Herr Tischler dieses Missgeschick nicht weiter schlimm.

„Ich finde, Sie sind ein sehr nettes Paar. Und so eine Verwechslung kann doch jedem mal passieren. Was halten Sie davon, wenn Sie kommenden Sonntag zu mir und meiner Frau zum Kaffeetrinken kommen? Sie sind herzlich eingeladen“, meinte er und lächelte verbindlich.

„Sehr gerne“, antwortete Alfred nach kurzem Zögern. Auch Mathilde nickte.

Dann fügte sie noch an: „Sollen wir Kuchen mitbringen? Ich verspreche auch, dass ich dafür sorge, dass sich mein Mann bis dahin nicht mehr in meine Küchenordnung einmischt.“

Da mussten plötzlich alle lachen. Nein, Freitag, der 13., war kein Unglückstag. Wenn man beim Chef des Mannes eingeladen wurde, konnte man diesen Freitag, den 13., sogar als Glückstag bezeichnen. Das zumindest fand Mathilde und verschwendete nun keinen weiteren Gedanken mehr an Pechtage oder anderen Aberglauben.

Mein lieber Herr Gesangverein!

Klaus nahm vorsichtig einen Schluck von seinem heißen Tee. Wie jeden Mittwochabend hatte seine Frau Jutta ihm eine Tasse Pfefferminztee aufgebrüht, bevor er sich auf den Weg in die Chorprobe machte.

„Das ölt die Stimme", meinte sie immer dazu.

Klaus war dankbar dafür, dass seine Frau sich so liebevoll um ihn sorgte. Und dass sie sich für ihn und seine Belange immer interessierte. Sie blieb jeden Mittwoch so lange wach, bis er aus der Probe seines Männergesangvereins wieder zu Hause war. Und das konnte durchaus dauern. Denn wenn es bei einem der Sangeskollegen noch etwas zu feiern gab, dann wurde anschließend immer noch eine Runde ausgegeben. Dass die Proben des Männerchores im Nebenraum des Gasthauses „Zur goldenen Gans" stattfanden, kam den Männern da natürlich entgegen.

„Ich geh dann, Jutta. Heute wird es bestimmt spät. Gerd hatte doch gestern Geburtstag", verabschiedete sich Klaus und stellte seine Teetasse neben der Spüle ab.

Den Weg zur „Goldenen Gans" ging Klaus zu Fuß. Weit war es nicht und die frische Luft am Abend nach einem langen Arbeitstag tat ihm gut. Als Klaus wenige Minuten später den Nebenraum der Gaststätte betrat, empfing ihn eine Welle von Gemurmel. Die meisten der Chorsänger waren schon da und hatten Aufstellung genommen.

„Freut euch schon mal auf den Schnaps, den ich für alle bereits bestellt habe", rief Gerd in die Runde.

„Halt, halt. Erst die Arbeit, dann das Vergnügen", polterte Heinrich, der Chorleiter.

„Der immer mit seinen Sprüchen", raunte Gerd Klaus ins Ohr, als der sich neben ihn zu den Bassstimmen stellte.

Über Heinrichs Eigenart, für alles ein Sprichwort parat zu haben, mussten sie alle immer wieder lachen. Außer Heinrich. Der nahm es mit seinen Redewendungen sehr ernst.

„Wir haben heute Abend einiges vor uns. Da beißt die Maus keinen Faden ab“, rief Heinrich und klatschte in die Hände. So eröffnete er jeden Mittwochabend die Chorprobe. Das Gemurmel verstummte. Einige Sänger räusperten sich. Heinrich zählte ein. Dann schmetterten alle los:

Am Brunnen vor dem Tore,
da steht ein Lindenbaum.
Ich träumt in seinem Schatten
so manchen süßen Traum.

„Das war schon ganz passabel. Darum gleich noch einmal. Man muss das Eisen schmieden, solange es heiß ist, nicht wahr?“, verkündete Heinrich.

„Dass dem aber auch immer ein Spruch einfällt“, murmelte Klaus vor sich hin.

Wie vom Chorleiter geheißen, stimmten die Männer das Lied erneut an. Der Umtrunk, den Gerd für alle spendieren wollte, musste noch warten.

Die Chorprobe zog sich. Viermal unterbrach Heinrich den Gesang der Männer beim nächsten Lied. Dabei fand Klaus, dass „Kein schöner Land in dieser Zeit“ mittlerweile richtig gut klang. Jedes Mal meinte Heinrich jedoch: „Nein, nein. Die Übergänge stimmen noch nicht. Ich dachte, das hättet ihr schon gekonnt. Aber man soll den Tag eben nicht vor dem Abend loben."

Am Ende war Heinrich dann doch mit seinen Sängern zufrieden. Er beendete den Probenabend: „Ende gut, alles gut. Jetzt gehen wir zum gemütlichen Teil über."

Gerd ließ sich nicht lange bitten. Er öffnete die Tür vom Nebenzimmer und rief in die Wirtschaft: „Die Runde Himbeergeist kann kommen!"

Die Männer nahmen begeistert den hochprozentigen Abschluss des Abends entgegen. Nachdem sie alle den Inhalt der kleinen Gläser gekippt hatten, ergriff Gerd das Wort.

„Ich wollte euch allen gerne etwas vorschlagen. Unseren Männergesangverein gibt es ja nun schon seit fünfzehn Jahren. Da dachte ich, es ist Zeit für etwas Neues."

Alle Chormitglieder sahen Gerd gespannt an.

„Wie wäre es, wenn wir aus unserem Männerchor einen gemischten Chor machen? Dann könnten unsere Frauen auch mitsingen", schlug er vor.

Erst war es still im Probenraum. Dann redeten alle durcheinander. Chorleiter Heinrich verschaffte sich als Erster Gehör: „Ich finde, wir sollten alles beim Alten lassen. Gerd, glaub mir, mit so einer Idee bist du auf dem Holzweg."

Klaus dagegen fand den Vorschlag von Gerd hervorragend. Darum überging er die Redewendung von Heinrich einfach und mischte sich ein: „Wie wäre es, wenn wir abstimmen? Wer ist für einen gemischten Chor?"

Damit waren schließlich alle Mitglieder einverstanden. Per Handzeichen taten sie ihre Meinung kund. Schließlich stand es fest: Aus dem Männerchor sollte ein gemischter Chor werden. Schon bei der nächsten Probe wollte man die Frauen dabeihaben. Das wollte Klaus zu Hause gleich seiner Jutta erzählen. Weil seine Frau wie immer auf ihn wartete, konnte Klaus sie gleich noch an diesem Abend informieren. Und sie war ganz begeistert.

„Dann bin ich ab nächsten Mittwoch also Teil des Männergesangvereins", lachte sie.

Eine Woche später war das Nebenzimmer der „Goldenen Gans" proppenvoll. Alle anwesenden Frauen und Männer hatten gute Laune. Alle bis auf Heinrich.

Klaus hörte genau, dass er vor sich hinmurmelte: „Wenn da mal nicht Hopfen und Malz verloren ist ..."

Dann klatschte Heinrich in die Hände, verteilte die Notenblätter und eröffnete die Probe.

„Ich habe mir ein schmissiges Lied ausgesucht, das wir als gemischter Chor singen könnten", erklärte er.

„Hoch auf dem gelben Wagen!", freute sich Jutta, die bei den Frauen im Sopran Aufstellung genommen hatte.

Heinrich zählte ein. Jede Tonlage schaffte mühelos ihren Einsatz. Im Nebenraum der „Goldenen Gans" schallte es vielstimmig durch den Raum:

Hoch auf dem gelben Wagen
sitz ich beim Schwager vorn.
Vorwärts die Rosse traben,
lustig schmettert das Horn.

Es klang wundervoll! Noch viel besser als die Lieder nur mit Männerstimmen, fand Klaus. Und seine Jutta hatte eine glockenhelle Stimme. Stolz warf Klaus seiner Frau einen Blick zu. Alle waren zufrieden. Und Heinrich, der skeptische Chorleiter? Die Sänger und Sängerinnen warteten alle gespannt auf seine

Reaktion. Erst sagte Heinrich nichts. Dann hob er seinen Kopf. Er nickte. Das sah anerkennend aus.

„Mein lieber Herr Gesangverein", war alles, was er zu sagen hatte.

„Wohl eher ‚Meine liebe Frau Gesangverein'", rutschte es Klaus heraus. Alle sahen Klaus mit großen Augen an. Es war mucksmäuschenstill geworden. Bis Harald plötzlich laut lachte. „Es ist vermutlich besser, wenn ich diese Redewendung aus meinem Repertoire streiche", prustete er. Und alle stimmten in sein Lachen mit ein.

WEIHNACHTEN BEI NACHBARN

Entsetzt starrte Frieda aus dem Küchenfenster.

„Das gibt's doch nicht! Willi, komm mal her!", rief sie, ohne sich umzudrehen.

Wenige Augenblicke später stand Friedas Mann Willi hinter ihr.

„Was ist denn los? Du schreist ja, als wäre etwas Schlimmes passiert", meinte er.

Frieda deutete aus dem Fenster. Von da aus hatte man das Nachbarhaus direkt im Blick. Draußen war es schon dämmrig. Morgen war Weihnachten. In den beleuchteten Fenstern in der Nachbarschaft konnte man überall Sterne sehen. Doch das meinte Frieda nicht.

„Bei Baiers ist ein Einbrecher zugange", flüsterte sie. Beinahe so, als könnte der Verbrecher sie trotz verschlossenem Fenster hören.

Willi kniff seine Augen zusammen. Tatsächlich! Auf der Rückseite des Nachbarhauses stand eine dunkle Gestalt. Die machte sich an dem Fenster zu schaffen.

„Wir müssen die Polizei rufen!", presste Frieda hervor.

Aber Willi schüttelte den Kopf.

„Bei den Baiers scheint keiner zu Hause zu sein. Bis die Polizei hier ist, hat der Einbrecher vielleicht schon das ganze Haus leer geräumt", überlegte er.

Dann straffte er die Schultern und drehte sich um.

„Ich schau mal nach. Dem Kerl muss man doch das Handwerk legen!", verkündete er seiner Frau.

Ängstlich fuhr Frieda herum.

„Aber Willi! Das ist doch viel zu gefährlich!", rief sie.

Doch ihr Mann ließ sich nicht beirren. Er war schon in den Flur gegangen. Dort schlüpfte er gerade in seinen dicken Wollmantel und setzte sich seine Pelzmütze mit den Ohrenklappen auf den Kopf.

„Dann komme ich mit!", beschoss Frieda kurzerhand. Sie wollte ihren Mann auf keinen Fall alleine dieser Gefahr aussetzen. Willi winkte zwar ab, aber Frieda ließ sich nicht aufhalten.

Unter ihren Stiefelsohlen knirschte der Schnee, als Willi und Frieda um ihr Haus schlichen. Willi griff nach der Schneeschaufel, die an der Hauswand lehnte. So hatte er wenigstens etwas dabei, womit er den Einbrecher in die Flucht schlagen konnte. Frieda hielt sich dicht hinter ihrem Mann. Sie bogen in die Einfahrt der Baiers.

„Schau, bei den Baiers brennt doch Licht", stellte Frieda fest, als sie sich am Badfenster der Nachbarn vorbeischoben.

„Leise!", raunte Willi seiner Frau zu.

„Aber wir müssen die Baiers doch warnen. Ich klingle jetzt", beschloss Frieda. Sie blieb vor der Nachbarstür stehen.

Ehe Willi sie daran hindern konnte, hatte sie auch schon den Klingelknopf gedrückt.

Willi schnaubte ärgerlich. Dann ging er weiter in Richtung Hausecke, hinter der sie die Gestalt entdeckt hatten. Frieda blieb vor der Haustüre stehen, die sofort geöffnet wurde.

„Hallo Frieda! Na sowas! Ist dir das Mehl ausgegangen? Willst du dir etwas borgen?", plapperte Agathe Baier gleich los.

Frieda zog die Nachbarin zu sich und flüsterte: „Bei euch hinterm Haus ist ein Einbrecher."

„Was?“, rief Agathe und sah Frieda verständnislos an. „Er will gerade euer Wohnzimmerfenster aufbrechen. Ich habe es eben von meiner Küche aus beobachtet“, wisperte Frieda weiter.

Doch was war das? Agathe Baier wurde nicht etwa blass vor Angst. Stattdessen fingen ihre Mundwinkel an zu zucken. Dann lachte sie schallend. Ob das die Panik war?

„Sowas äußert sich bei jedem Menschen ja anders“, murmelte Frieda.

Agathe schnappte nach Luft.

„Keine Angst, Frieda. Das ist kein Einbrecher“, kicherte sie.

„Aber ich hab die Gestalt doch genau gesehen“, meinte Frieda.

Agathe nickte.

„Es ist schon richtig. Hinter unserem Haus versucht jemand, das Wohnzimmerfenster aufzumachen“, sagte Agathe in ganz ruhigem Ton.

Frieda bekam große Augen. Steckte ihre Nachbarin mit dem Einbrecher unter einer Decke? Das ergab alles gar keinen Sinn!

In diesem Moment bogen zwei Männer um die Hausecke. Einer davon war Willi. Und der andere?

„Schau mal, Frieda. Du hast dich wohl getäuscht", rief Willi ihr entgegen.

Neben ihrem Mann ging ... Erich Baier. Er trug einen schwarzen Mantel und eine braune Pudelmütze.

„Was? Wie? Warum?", stotterte Frieda.

Nun verstand sie wirklich gar nichts mehr!

„Pst!", machte nun Agathe.

„Die Kinder sollen das nicht mitbekommen. Sie sind oben in ihrem Zimmer. Wir haben heute schon die Gute Stube für den Heiligen Abend morgen vorbereitet. Und abgesperrt, damit die Kinder den Weihnachtsmann nicht bei der Arbeit stören."

„Ja, und dabei ist mir der Schlüssel abgebrochen. Ein Stück blieb im Schloss stecken. Von außen konnte ich es nicht wieder herausholen. Deshalb wollte ich versuchen, über das Fenster ins Wohnzimmer zu gelangen", übernahm Erich die Erklärung.

„Aber es ist mir leider nicht gelungen. Oder zum Glück. Jetzt weiß ich wenigstens, dass es bei uns Einbrecher schwer haben. So leicht kommt man hier nicht von außen ins Haus."

Frieda verstand langsam und nickte. Willi hingegen fand die Geschichte nur komisch. Er lachte und lachte.

„Ich hol mal meinen Werkzeugkoffer. Dann ziehen wir den abgebrochenen Schlüssel mit einer Kneifzange aus dem Schloss. Von innen. Ohne einzubrechen", schlug Willi hilfsbereit vor.

Erich Baier nahm das Angebot sofort an. Und auch Agathe zeigte sich dankbar.

„Auch wenn es falscher Alarm war: Danke, dass du so eine aufmerksame Nachbarin bist. Da fühlt man sich gleich viel sicherer", meinte sie.

Da musste ihr Frieda zustimmen. Und endlich konnte auch sie über die ganze Sache herzlich lachen.

EINE UNSANFTE LANDUNG

Als Mädchen war ich damals ein echter Wirbelwind. Ich wollte überall mit dabei sein. Meine Zöpfe waren ständig in Unordnung. Meine Kleider hatten nicht selten Grasflecken. Ich konnte auf Bäume klettern und auf meinen Fingern pfeifen. Das war auch kein Wunder. Denn ich hatte zwei große Brüder, die mir das alles zeigten. Mein ältester Bruder Richard hatte mir sogar das Fahrradfahren beigebracht. Das war gar nicht so einfach. Denn als Fahrrad zum Üben hatte ich nur ein großes Herrenfahrrad mit Stange. Es gehörte meinen Brüdern Richard und Josef. Ich musste das Radfahren darauf im Stehen lernen. Aber ich lernte schnell.

Doch meine beiden Brüder waren nicht nur nett zu mir. Sie ärgerten mich natürlich auch. Und zwar immer, wenn sich eine Gelegenheit dazu ergab. Womit sie mich besonders ärgern konnten? Wenn sie mir partout ihr Fahrrad nicht leihen wollten. Denn jetzt, wo ich das Fahren beherrschte, wollte ich auch mit dem Rad durch das Dorf kurven. Nur immer dann, wenn ich das Fahrrad haben wollte, meinte entweder Richard oder Josef: „Das geht nicht. Ich brauche das Fahrrad jetzt!"

Oft brauchten sie das Fahrrad aber gar nicht und sagten das nur, um mich zu triezen. Dann sperrten sie das Herrenrad in den Schuppen, damit ich es nicht benutzen konnte.

Doch irgendwann fand ich heraus, wie ich den schweren Riegel am Schuppen aufschieben konnte. Ich wartete, bis Richard und Josef außer Sichtweite waren. Dann verschaffte ich mir Zugang zum Schuppen. So kam ich an das Fahrrad, ohne dass die beiden es merkten. Eines Tages holte ich mir wieder einmal heimlich das Fahrrad. Ich schaute verstohlen nach rechts und links, ehe ich mich über die Stange schwang. Dann trat ich kräftig in die Pedale. Ich sauste die Dorfstraße entlang. Der Fahrtwind ließ meine Zöpfe fliegen. Immer wieder musste ich gegenlenken, weil ich dem Randstein bedenklich nahekam. Doch ich behielt die Kontrolle über das viel zu große Fahrrad.

Was machte das für einen Spaß! Ich flitzte an der Kirche vorbei. Aus den Augenwinkeln sah ich, wie der Pastor davorstand und den Kopf schüttelte.

„He, Alma, nicht so schnell", rief die alte Frau Jakobs hinter mir her, als ich an ihrem Obstgarten vorbeifuhr.

Zum Gruß drückte ich die Fahrradklingel, die scheppernd schellte. Eine Hand heben und winken, konnte ich leider nicht. Denn ich musste den Lenker des Fahrrads fest mit beiden Händen halten, damit ich das Gleichgewicht nicht verlor.

Dann kam eine Anhöhe. Jetzt hieß es: feste strampeln. Weil ich ja ohnehin im Stehen fuhr, musste ich dafür nicht extra aus dem Sattel gehen. Ich wiegte hin und her, um mit viel Kraft den Hügel hochzukommen. Oben hielt ich erst einmal an, um zu verschnaufen. Ich drehte mich um und blickte die Dorfstraße hinab. Hinter den letzten Häusern konnte ich die große Wiese und den Löschteich sehen. Ich schob das Fahrrad einen halben Bogen herum. Jetzt stand ich so, dass ich nach dem Aufsteigen sofort bergab rollen konnte. Das war der Höhepunkt meines kleinen Ausfluges.

Ich stieg also auf und fuhr los. Dabei musste ich kaum treten. Denn auch so wurde ich schneller und schneller. In meinem Bauch kitzelte es, als würden hundert Fliegen darin herumschwirren. Ich musste blinzeln, weil der Luftzug mir Tränen in die Augen trieb. An mir zog der Winklerhof vorbei. Dann der Kramladen von Frau Littich. Ich sauste an der Schreinerei Berger vorbei. Und am alten Häuschen der Witwe Kuhn. Gerade als ich kurz vor dem Bauernhof Holzinger war, passierte es. Denn auf dem Hof stand niemand anderer als mein großer Bruder Richard. Obwohl ich so schnell unterwegs war, konnte ich ihn genau erkennen. Er stand neben dem alten Holzinger. Und Richard blickte in meine Richtung. In wenigen Augenblicken würde er mich erkennen. Dann würde ich Ärger bekommen. Und was für einen! Das wollte ich auf keinen Fall.

Hastig sah ich nach rechts und links. Der einzige Ausweg war, den Fahrradlenker nach links zu reißen. Dort konnte ich über die Wiese beim Löschteich fahren. Gedacht, getan. Ich steuerte das Rad ruckartig in Richtung Wiese. Das Vorderrad schlingerte. Lange Gräser schlugen gegen die Speichen des Fahrrads. Mein Herz klopfte wie wild.

„He, Alma!", hörte ich aus der Ferne.

Aber ich war mir nicht sicher. Denn in meinen Ohren rauschte es laut. Dann spürte ich, wie es holperte. Ich musste wohl über einen Maulwurfshügel gefahren sein. Mit meinen Händen konnte ich den Fahrradlenker nicht mehr halten. So drehte der Lenker von selbst und stellte den Vorderreifen quer. Und ich flog in hohem Bogen von dem Drahtesel.

Ich hatte Glück im Unglück. Denn ich war weich gefallen. Ich fiel mitten ins hohe Gras. Das dämpfte meinen Aufprall. Doch die Erleichterung darüber dauerte nicht lange. Denn plötzlich spürte ich an meinen nackten Beinen und Armen, dass es höllisch brannte. Und wie aus dem Nichts stand dann auch noch mein Bruder Richard vor mir und sah auf mich hinab.

„Hab ich dir nicht verboten, das Fahrrad zu nehmen?", begann er zu schimpfen.

Doch dann sah er, wie ich die Zähne zusammenbiss. Denn ich lag mitten in den Brennnesseln! Schnell griff er nach meiner Hand und zog mich auf die Beine. Allerdings konnte er sich ein Grinsen nicht verkneifen.

„Tja, kleine Sünden bestraft der liebe Gott sofort", kicherte er.

„Ich hoffe, das wird dir eine Lehre sein und du stibitzt nie wieder das Fahrrad."

Richard zupfte einige Löwenzahnblätter von der Wiese und reichte sie mir.

„Hier! Reib die drauf. Dann brennt es nicht so", meinte er.

Gemeinsam gingen wir nach Hause. Richard schob das Fahrrad. Ich rieb mir während des Gehens Löwenzahn auf die Arme. Wie das brannte! Aber ob ich deshalb nicht wieder mal einen Fahrradausflug machen würde, konnte ich trotzdem nicht versprechen.

WAS REKLAME SO ALLES VERSPRICHT ...

Seit einem halben Jahr hatten die Nachbarn von Annemarie und Egon einen Fernseher. Das war ein wahrer Wunderkasten. Und davon profitierten auch Annemarie und Egon. Denn einmal die Woche, am Freitagabend, wurden sie von den Müllers zum gemeinsamen Fernsehen eingeladen. Dann stellte Walter Müller Stühle in der Guten Stube vor dem Flimmerkasten auf. Dafür machte Annemarie sich sogar immer besonders schick. Sie gingen zwar nur zu den Nachbarn. Aber trotzdem war es irgendwie wie ausgehen. Um sieben Uhr abends klingelten sie also Freitag um Freitag an der Wohnungstür der Müllers. Dann schauten Annemarie und Egon mit den Nachbarn so manches Fernsehfilmchen an. Schön war das, fand Annemarie. Egon interessierte sich allerdings weniger für die Liebesfilme. Er schaute wie gebannt auf den Apparat, wenn vor acht Uhr Reklame lief.

„Du glaubst auch jedes Wort, das die da im Fernsehen sagen", scherzte Annemarie immer, wenn Egon bei dem einen oder anderen Reklamefilm mitsprach. Er konnte nämlich jeden Text auswendig.

Genau davon sollte Annemarie dann einmal eine besondere Kostprobe bekommen. Es war Samstag. Annemarie dachte am Morgen immer noch an das schöne Ende des Filmes vom Vortag. Sie seufzte. Wenn das Leben doch auch so wäre, wie im Fernsehen!

„Egon, kannst du heute den Einkauf übernehmen?", fragte Annemarie nach dem Frühstück.

Egon murrte zwar ein bisschen. Aber schließlich nahm er von Annemarie den Einkaufskorb entgegen.

„Hier, ich hab dir alles aufgeschrieben, was wir brauchen. Damit du auch nichts vergisst", meinte Annemarie und hielt Egon einen Einkaufszettel hin. Ihr Mann steckte die Liste in die Hosentasche und machte sich auf den Weg.

Eine Stunde später kam er mit einem vollen Korb wieder zurück. Er stellte den Korb auf dem Esstisch ab. Annemarie machte sich gleich an die Arbeit, alle Einkäufe auszupacken. Sie stutzte.

„Was ist denn das?", wollte sie wissen und hielt eine blaue Cremedose hoch.

Sie konnte sich nicht daran erinnern, dass Hautcreme auf dem Einkaufszettel gestanden hatte. Egon sah sich an, was Annemarie da aus dem Korb geangelt hatte.

„Eine gesunde, frische Haut. Wie gut, dass es Nivea gibt", stimmte er den Werbespruch aus dem Fernsehen an.

„Wie bitte? Ist dir meine Haut etwa nicht frisch genug?", rief Annemarie aufgebracht.

„Aber nein", versuchte Egon, seine Frau zu beschwichtigen.

Annemarie holte tief Luft. Dann griff sie nach einem Käse. Diese Sorte hatten sie sonst nie zu Hause.

„Ich dachte, ich mache es wie Frau Antje: Ich bringe Käse aus Holland", stotterte Egon.

„Und wo bitteschön ist das Waschpulver?", fragte Annemarie und runzelte die Stirn.

Egon zuckte mit den Schultern.

„Das muss ich wohl vergessen haben", gab er zu.

Annemarie schüttelte den Kopf. Dann legte sie weitere Einkäufe neben den Korb.

„Wieso hast du denn Kekse gekauft? Solche habe ich doch erst selbst gebacken", wunderte sie sich.

„Ich dachte, davon kann man nie genug haben. Außerdem sind das die besten: Die mit dem Prinzen", murmelte Egon und sah auf seine Fußspitzen.

Irgendwie war ihm jetzt wohl doch peinlich, dass er lauter Dinge eingekauft hatte, die er gar nicht hätte kaufen sollen.

Annemarie konnte es kaum glauben. Gut, wenigstens an Kaffee hatte Egon gedacht. Aber es war eine ganz andere Marke, als die, die sie sonst einkaufte. Fragend hielt sie Egon das Kaffeepäckchen hin.

„Naja, das ist eben der richtige Kaffee: Kaffee mit Niveau", erklärte Egon.

Als Annemarie den gesamten Korb ausgepackt hatte, sah sie sich Egons Errungenschaften ratlos an. Die Hälfte von ihrer Einkaufsliste fehlte.

„Da muss ich jetzt doch noch einmal selber los", stöhnte Annemarie.

Sie warf einen Blick auf die Uhr. Schon kurz nach elf. Sie musste sich beeilen. Heute am Samstag machte der Laden um die Ecke natürlich schon um zwölf Uhr zu.

Annemarie räumte schnell Egons Einkäufe auf und eilte in den Flur.

„Warte, ich komm mit", meinte Egon und schlüpfte in seine Schuhe.

„Wieso? Willst du mir noch mehr Sachen in den Korb legen, die du aus der Reklame kennst?", fragte Annemarie.

Egon legte ihr versöhnlich eine Hand auf die Schulter.

„Nein, aber ich habe eine Idee. Ich hab mir gedacht, dass ich meine falschen Einkäufe wiedergutmache", meinte er und zwinkerte seiner Frau zu.

„Und wie willst du das machen?", wollte Annemarie wissen.

„Lass dich überraschen", grinste Egon und hielt Annemarie die Tür auf.

Kurz vor Ladenschluss schafften Annemarie und Egon es tatsächlich noch, alle fehlenden Dinge einzukaufen. Egon trug selbstverständlich den Korb. Als sie an dem kleinen Kiosk vorbeikamen, blieb Egon stehen.

„Warte Annemarie. Ich kaufe uns Eis am Stiel. Zur Versöhnung. Kostet nur 20 Pfennig. Schau, das steht auf dem Reklameplakat", rief Egon Annemarie nach.

Annemarie blieb stehen.

„Wieder gut?“, fragte Egon hoffnungsvoll.

Annemarie grinste. Sie konnte ihrem Egon ohnehin nie lange böse sein. Und den Einfall mit dem Versöhnungseis fand sie gut. Auch wenn Egon die Idee natürlich auch wieder wegen der Reklame hatte.

DIEBE IM URLAUB

Wir lassen es uns hier so richtig gut gehen", beschloss Oskar, als er aus dem Auto stieg. Hinter ihm kletterten Helga und Irmgard, seine beiden Töchter, aus dem Wagen. Oskars Frau Gerda war schon am Kofferraum und zog an einer Reisetasche. Familie Neumann machte dieses Jahr zum ersten Mal Urlaub. Viele hundert Kilometer waren sie mit ihrem Opel Kadett unterwegs gewesen. Jetzt endlich waren sie in Italien an der Adria angekommen. Oskar hatte ein Doppelzimmer in der Pension „Casa Flora" reserviert. Im Doppelbett würden Gerda und er schlafen. Für die beiden Töchter gab es Zustellbetten.

„Gehen wir gleich ans Meer?", bettelte Helga.

„Jetzt beziehen wir erst einmal unser Zimmer", meinte Gerda.

Alle nahmen eine Tasche oder einen Koffer aus dem Auto und trugen das Gepäck zu ihrer Unterkunft.

„Ob wir hier auch Urlaubsabenteuer erleben?", fragte Irmgard.

„Was soll es denn hier für Abenteuer geben?", lachte Oskar.

Die Haustür der Pension stand offen. Familie Neumann betrat im Gänsemarsch den Flur.

Ein dicker, schwarzhaariger Mann kam ihnen entgegen.

„Benvenuto! Herzlich willkommen. Mein Name ist Lorenzo", rief er und breitete seine Arme aus.

„So ein herzlicher Empfang", freute sich Gerda.

Als Urlaubsauftakt genossen die vier Neumanns dann einen langen Spaziergang am Meer. Zu Abend aßen sie in einem Lokal, in dem es sogar Schweinebraten gab. Das freute besonders Oskar. Der war Gerdas Hausmannskost gewöhnt. Deshalb war er schon etwas skeptisch gewesen, ob es in Italien auch etwas geben würde, das ihm schmeckte.

„Heute gehen wir früh schlafen. Morgen ist auch noch ein Tag", gähnte Gerda bald.

Um das Frühstück am nächsten Tag musste sie sich glücklicherweise auch nicht kümmern. Das würde es in der Pension geben.

Pünktlich um halb acht, genau wie zu Hause, nahm die gesamte Familie Neumann an einem Tisch auf der Terrasse der Pension „Casa Flora" Platz. Der Wirt Lorenzo höchstpersönlich rückte Gerda ihren Stuhl zurecht. Dann brachte er eilig vier Teller und Besteck.

„Kaffee?", fragte er in die Runde.

Gerda und Oskar nickten. Für Helga und Irmgard stellte Lorenzo Milch auf den Tisch. Dann servierte er Brötchen, die Oskar erst einmal prüfend musterte. Ob die so gut schmeckten wie zu Hause? Gerda warf ihrem Mann einen tadelnden Blick zu. Lorenzo fiel das nicht weiter auf. Er schleppte noch mehr Frühstückszutaten an: Wurst, Butter, Marmelade. Alles stellte er für die Neumanns auf den Tisch.

„Mama, mir ist kalt", meldete sich Helga zu Wort.

Sie rieb sich über ihre Oberarme. Stimmt. Um diese Uhrzeit war es noch etwas frisch. Auch wenn es heute sicherlich ein schöner, warmer Sommertag werden würde.

„Los, wir gehen alle noch einmal hoch und holen uns leichte Jacken", schlug Gerda vor.

Alle Neumanns standen auf. Oskar nickte Lorenzo zu.

„Wir kommen gleich wieder. Nicht aufessen", feixte er und deutete auf den gedeckten Frühstückstisch.

Lorenzo lachte mit tiefer Stimme und winkte.

Es dauerte höchstens fünf Minuten. Dann betraten Oskar, Gerda und die Mädchen mit je einer Jacke über den Schultern erneut die Frühstücksterrasse der „Casa Flora". Aber was war das? Gerda blieb wie angewurzelt an der Terrassentür stehen. Sie deutete mit offenem Mund auf ihren Frühstückstisch. Eben war er noch voller Essen gewesen. Aber jetzt? Keine Wurst! Umgekippte leere Tassen ohne Milch. Auch keine Butter mehr auf dem Teller. Da hatte sich jemand bedient!

„Was soll das denn? Jemand hat unser Frühstück geklaut!", rief Oskar fassungslos.

Sofort kam Lorenzo angelaufen. Erst sah er Oskar irritiert an. Dann fiel sein Blick auf den geplünderten Frühstückstisch.

„Dio mio!", rief er und schlug die Hände über dem Kopf zusammen.

„Haben Sie Diebe hier in Italien? Solche, die Frühstück gaunern?“, fragte Gerda.

Lorenzo schüttelte vehement den Kopf. Doch dann schien ihm etwas einzufallen.

„Mamma mia! Warten Sie“, meinte Lorenzo und rannte in die Küche. Kurz darauf kam er mit einem Teller wieder, auf dem drei Wurstscheiben lagen.

„Ich kann mir denken, wer das war. Kommen Sie“, forderte er die Neumanns auf. Verdutzt folgten Oskar, Gerda und die Mädchen dem Wirt. Alle stellten sich neben Lorenzo hinter die Terrassentür. Lorenzo legte einen Finger an seine Lippen. Schweigend schauten die Neumanns nach draußen. Es dauerte nur einige Sekunden. Dann war klar, wer das Frühstück gestohlen hatte!

Aus den Sträuchern neben der Terrasse kamen wie auf Kommando zwei Katzen angeschlichen. Sie sahen sich kurz um. Dann machten sie einen Satz auf den Tisch. Dort verschlangen sie die Wurst und leckten die letzten Tropfen Milch von der Tischdecke. So schnell wie sie gekommen waren, waren sie auch wieder verschwunden.

„Na sowas!“, rief Gerda.

„Machen Sie sich keine Sorgen! Ich bringe Ihnen ein neues Frühstück“, sagte Lorenzo grinsend.

„Das wollen wir aber dann lieber drinnen essen", meinte Oskar.

„Aber natürlich. Ich stelle Ihnen den Tisch direkt an die Terrassentüre. Dann sind sie vor Dieben sicher und können trotzdem die italienische Sonne genießen", schlug Lorenzo vor.

Erleichtert setzte sich Familie Neumann kurz darauf an einen neu gedeckten Frühstückstisch. Das erste Urlaubsabenteuer hatten sie schon erlebt.

„Ja, ja, ich sag ja: Wenn einer eine Reise tut, dann kann er was erzählen", murmelte Oskar, als er in sein italienisches Marmeladenbrötchen biss.

EINE BERGTOUR MIT UMWEGEN

„Das Wandern ist des Müllers Lust", pfiff Gottlieb gut gelaunt vor sich hin. Er holte seinen Lederrucksack aus dem Schrank. Heute wollte er mit seiner Frau Margot und seinen beiden Kindern Inge und Emil eine kleine Bergtour unternehmen. Erst würden sie mit der Bahn fahren. Vom Bahnhof aus würden sie dann loswandern. Die Strecke kannte Gottlieb bestens. Es würde nur eine knappe Stunde dauern, dann wollten sie oben auf der Ahornalm sein. Margot stand in der Küche und belegte Brote mit Salamischeiben. Dazu hatte sie Eier hartgekocht. Eine herrliche Bergbrotzeit! Alles musste nur noch im Rucksack verstaut werden.

„Los, los, Kinder! Anziehen! Wir wollen aufbrechen", trieb Gottlieb seine Kinder zur Eile an.

In einem der grauen Wagons des Schnellzuges fanden Gottlieb, Margot und die Kinder zwei freie Sitzreihen hintereinander.

„Ich hab Hunger“, verkündete Emil, kaum dass alle saßen.

„Etwas zu essen gibt es erst, wenn wir oben auf dem Berg sind“, mahnte Margot.

„Wann sind wir da?“, wollte Inge wissen.

„Unser Ausflug hat doch erst begonnen. Ein bisschen Geduld brauchst du schon“, meinte Gottlieb und strich seiner Tochter, die in der Sitzreihe vor ihm saß, über den Kopf.

Endlich war der Zielbahnhof erreicht. Kinder und Eltern kletterten aus dem Zug.

„Da lang“, kommandierte Gottlieb.

Er kannte sich schließlich aus. Darum ging er auch voraus. Margot und die Kinder folgten ihm durch das kleine Dorf, von wo aus sie ihre Wanderung starteten.

Nach dem Ortschild bog Gottlieb rechts in einen kleinen Feldweg. Nach wenigen hundert Metern ging von dort der Wanderweg ab. Ein Holzschild zeigte an, dass es hier zur Ahornalm ging.

„Guten Tag. Na, sind sie auch auf Wanderschaft?", grüßte ein junger Mann, der vor Gottlieb und seiner Familie langsam entlangtrottete.

Gottlieb nickte und hob seine Hand. Dann setzt er zum Überholen an. Er war schließlich ein geübter Wanderer. Da wollte er nicht hinter einem so langsamen Sonntagsschlenderer herschleichen. Der Weg führte nun bergauf. Der junge Mann hinter ihnen war kaum noch zu sehen.

„Nicht so schnell, Papa. Ich kann nicht mehr", jammerte Emil fünfzehn Minuten später.

„Nur keine Mündigkeit vorschützen, mein Junge", versuchte Gottlieb seinen Sohn anzuspornen.

Zwanzig Minuten später fing auch Inge an zu maulen: „Das dauert ja ewig. Sind wir jetzt bald da?"

Gottlieb rieb sich an der Nase.

„Keine halbe Stunde mehr. Wir haben es bald geschafft", versprach er.

Vor ihnen gabelte sich der Wanderweg. Das Schild zur Alm deutete nach rechts. Da hatte Gottlieb eine Idee.

„Ich bin mir sicher, dass wir auch links gehen können. Das ist eine Abkürzung."

Margot wollte erst protestieren. Doch weil Gottlieb schon zielstrebig ausschritt, sagte sie nichts.

„Ich habe Durst!", verkündete Emil nach weiteren fünf Minuten.

Margot hielt Gottlieb am Lederriemen seines Rucksacks fest.

„Die Kinder bekommen jetzt etwas zu trinken. Dann geht es bestimmt gleich besser voran", sagte sie und holte eine Flasche Sprudel aus dem Rucksack.

Erfrischt wanderten Gottlieb, Margot und die Kinder weiter. Doch dann versperrte ein Weidezaun den Weg.

„Hier kommen wir nicht mehr weiter", stöhnte Margot. Gottlieb fackelte nicht lange.

„Wir steigen einfach über den Zaun und gehen auf der anderen Seite der Weide weiter", meinte er.

Beherzt schwang Gottlieb sich über die Holzsprossen. Inge und Emil folgten seinem Beispiel. Nur Margot zögerte. Sie deutete auf die Kühe, die auf der Weide grasten.

„Was ist, wenn die gefährlich sind?", flüsterte sie.

Gottlieb lachte: „Ach komm. Kühe sind doch ganz friedliche Tiere."

Zögernd kletterte auch Margot über den Zaun. Die Kühe hoben nur träge ihre Köpfe. Sie kümmerten sich nicht weiter um die Besucher. Trotzdem war Margot nicht wohl. Sie war froh, als sie auf der anderen Seite durch das Holztor die Weide verließen und das Tor wieder geschlossen war.

Der Wanderweg ging weiter. Mittlerweile waren Gottlieb, Margot und die Kinder schon über eine Stunde unterwegs.

„Wann sind wir endlich da?", quengelte Emil alle paar Meter.

„Recht hat er, der Junge", murmelte Margot. Aber so leise, dass Gottlieb es nicht hören konnte.

Plötzlich blieb Gottlieb stehen und deutete nach oben.

„Schaut mal. Da ist die Alm doch schon", lachte er.

Tatsächlich. Doch bis dorthin war es dann trotzdem noch ein ganzes Stück zu gehen.

„Kommt Kinder, das schaffen wir noch", meinte Margot und stimmte ein Lied an.

„Von den blauen Bergen kommen wir", trällerte sie los und die Kinder stimmten mit ein. So ging das letzte Stück wirklich leichter.

Nach eineinhalb Stunden hatten Gottlieb, Margot und die Kinder die Ahornalm dann endlich erreicht. Sie bogen um die Hausecke. Dort erblickten sie einen Bekannten. Der junge Mann, den sie vorher überholt hatten, saß vor der Alm auf der Wiese und reckte sein Gesicht in die Sonne.

„Hallo! Sie sind ja schon da!“, rief Margot überrascht.

Der junge Mann drehte sich um.

„Wo kommen Sie denn her? Sie waren doch viel schneller als ich. Ich bin schon seit einer halben Stunde hier“, wunderte sich der Mann.

Gottlieb zog verschämt seine Schultern hoch. Inge verdrehte die Augen. Margot wollte gerade etwas sagen. Aber Emil kam ihm zuvor: „Wissen Sie, mein Vater kennt da eine Abkürzung ...“

Erst starrte der junge Mann Gottlieb und seine Familie an. Dann fing er prustend an zu lachen. Und Gottlieb, Margot, Inge und Emil stimmten mit ein.

DAUERWELLE - SELBST GEMACHT!

Monika stand mit entschlossenem Blick in der Küche vor der Anrichte und schüttete heißes Wasser in die Waschschüssel. Draußen war es trüb und windig.

„Genau der richtige Tag, um etwas zu wagen", murmelte Monika und grinste. Eine Dauerwelle. Selbst gemacht. Das war ihr Plan.

„Rosi, du wirst staunen!", lachte sie und zwinkerte ihrer besten Freundin zu, die am Küchentisch saß und zweifelnd die Augenbrauen hob. Monika nahm die Schüssel mit dem Wasser und stellte sie auf den Tisch. Dort stand schon die Dauerwellen-Packung. Fünf Mark hatte sie gekostet. Auch nicht billig. Aber gar kein Vergleich zu dem, was im „Salon Annedore" verlangt wurde. Ganze 18 Mark hatte Monikas Schwiegermutter letzte Woche für ihre neuen Locken bezahlt.

„Monika, bist du sicher, dass wir das wirklich selbst machen sollen? Dauerwellen gehören in Friseursalons. Mit richtigen Geräten. Und mit Leuten, die sich auskennen!“, warnte Rosi.

Monika winkte ab. „Ach was! So schwer kann das ja nicht sein. Und stell dir vor, wie ich dann aussehe – wie eine Dame aus der neusten Ausgabe meiner Illustrierten!“

Sie griff zur Flasche mit der geheimnisvoll riechenden Dauerwellenflüssigkeit. Dann nahm sie das Handtuch, das über der Stuhllehne hing, legte es sich um die Schultern und setzte sich. „Du kannst anfangen.“

Rosi stand auf, trat hinter Monika und seufzte. „Also gut“, murmelte sie. „Aber ich übernehme keine Verantwortung, wenn du nachher aussiehst wie ein explodierter Pudel.“

Eine Stunde später roch es nicht nur in der Küche, sondern im ganze Haus streng, beißend und chemisch. Monikas Haare waren auf Lockenwickler gedreht. Rosi hielt einen umgedrehten Emailtopf über ihren Kopf und hantierte mit der anderen Hand mit einem Föhn.

„Geht auch ohne Trockenhaube. Man muss sich nur zu helfen wissen", rief Monika gegen den Lärm des Haartrockners an.

„Es muss jetzt nur noch einwirken. Ich hab genau in der Anleitung nachgelesen", verkündete sie dann laut.

Rosi stellte das Gebläse des Föhns ab. Dann nahm sie die Dauerwellen-Packung, die auf dem Tisch lag, und studierte sie skeptisch.

„Da steht etwas von 20 Minuten. Bei dir ist das Ganze jetzt schon fast doppelt so lange auf dem Kopf."

Monika winkte ab. „Ach, die Friseure schreiben das nur, damit man schnell wiederkommt. Je länger es einzieht, desto besser hält es!"

„Wenn du meinst …", murmelte Rosi.

Monika nickte und ihre Augen strahlten voller Vorfreude auf das Ergebnis.

Dann kam das große Drama.

„Jetzt reicht's", sagte Rosi. „Wir machen die Wickler raus, bevor deine Haare noch anfangen, Funken zu sprühen."

Monika nickte und Rosi begann, die ersten Lockenwickler zu lösen.

Dann schrie sie auf. „Himmel, Monika!“

„Was ist?“ Monika wollte aufstehen, aber Rosi hielt sie zurück.

„Ruhig bleiben! Ich … ich muss erst mal schauen.“

Wickler um Wickler zog Monikas Freundin von ihrem Kopf. Statt weicher, glänzender Wellen fielen Rosi kräuselige, steife Strähnen in die Hände.

Monika griff nach dem Handspiegel, den sie bereitgelegt hatte. Als sie sich selbst sah, blieb ihr die Luft weg.

„Aber das sieht ja aus, wie …“, presste sie heraus.

„Ein gerupftes Huhn?“, versuchte Rosi zu scherzen.

Monika stöhnte auf.

Rosi biss sich auf die Lippe. Ja, es war wirklich schlimm. Die Haare hatten sich in eine Mischung aus Pudellocken und zerrupftem Vogelnest verwandelt. Von einer Frisur konnte nicht die Rede sein. Monika standen Strähnen in alle Richtungen ab.

„Rosi! Mach was! Vielleicht muss man’s nur kämmen?“, wimmerte Monika.

Rosi versuchte es – aber kaum zog sie den Kamm durch, blieben die Zinken auch schon in dem Haargewirr stecken.

„Nichts zu machen“, meinte Rosi und zuckte mit den Schultern.

Monika war den Tränen nahe. „Und jetzt?" jammerte sie.

„Vielleicht hilft eine Mütze?", schlug Rosi mit vorsichtiger Stimme vor.

Monika stand auf, rannte in den Flur und riss die oberste Schublade des Garderobenschränkchens auf. Sie zog ein Kopftuch heraus, wickelte es sich um den Kopf und kam wieder in die Küche.

„So. Sag was", forderte sie.

Rosi betrachtete sie eingehend. „Jetzt siehst du irgendwie aus, wie diese italienische Schauspielerin."

„Du meinst, wie Sophia Loren?" Monika seufzte erleichtert.

„Und was sagst du, wenn dich jemand fragt, warum du das Kopftuch nicht abnimmst?", wollte Rosi wissen.

Monika grinste. „Dann sag ich, ich hab heute einfach keine Zeit für Autogramme."

Es dauerte keine Woche, bis Monika schließlich im „Salon Annedore" vorstellig wurde.

„Können Sie das wieder richten?", fragte sie die Ladeninhaberin zaghaft. Die musterte sie kritisch. Dann nickte sie. Und Monika zahlte nach der Behandlung mit Reparaturaufschlag satte 20 Mark.

„Wenn ich gleich zum Friseur gegangen wäre, hätte ich das Ganze billiger haben können“, murmelte Monika beim Bezahlen. Diesen Fehler würde sie nicht nochmal machen.

DAS MISSGLÜCKTE KAFFEEKRÄNZCHEN

Einmal im Monat trafen sich Berta, Hedwig und Adelheid zum Kaffeekränzchen. Immer samstags. Da war die Arbeit im Haushalt erledigt und alle hatten endlich Zeit für ein bisschen Klatsch und Tratsch. An diesem Samstag war Berta die Gastgeberin. Und wie alle anderen auch, legte sie sich natürlich ganz besonders ins Zeug. Sie wollte sich von ihren Freundinnen schließlich nicht nachsagen lassen, dass sie nichts zu bieten hätte. Sie hatte einen Kirschkuchen nach altem Familienrezept gebacken. Der Tisch war mit dem guten Sonntagsgeschirr hübsch eingedeckt. Und diesmal sollte es noch eine besondere Überraschung geben. Berta hatte seit gestern nämlich eine nigelnagelneue Kaffeemaschine. Die funktionierte auf Knopfdruck. Ohne Wasser zu kochen und umständlich nachzugießen. Nein, vollautomatisch. Eine Sensation! Stolz strich Berta über das Gehäuse.

„Hedwig und Adelheid werden staunen!“, murmelte sie voller Vorfreude.

Als um drei Uhr die Freundinnen eintrafen, war Berta bester Laune.

„Hereinspaziert. Kommt mit“, grinste sie und lotste alle in die Küche.

„Tata! Schaut her! Macht euch bereit für den besten Kaffee, den ihr je getrunken habt!“, lachte sie und deutete mit ausgebreiteten Armen auf ihre neue Kaffeemaschine.

„Kann man denn diesen neumodischen Apparaten trauen?“, fragte Adelheid sofort skeptisch. Typisch! Berta verdrehte die Augen.

„Man muss doch auch einmal mit der Zeit gehen“, verteidigte Hedwig Bertas neues Gerät. Sie trat einen Schritt näher und betrachtete die Maschine eingehend. „Dann zeig mal, was die kann“, forderte sie Berta schließlich auf.

„Sehr gerne!“, lächelte Berta.

Jetzt kam tatsächlich auch Adelheid näher. Da hatte die Neugier also gesiegt. Berta ließ sich nicht lange bitten und legte los. Wasser auffüllen, Kaffeepulver hinein – und dann der großen Moment: Den Startknopf drücken.

Hedwig und sogar Adelheid beugten sich erwartungsvoll nach vorn.

Die Maschine brummte, gurgelte – und machte … nichts.

„Vielleicht muss sie sich erst warmlaufen?", schlug Hedwig vor.

„Aber in der Reklame, die ich gesehen habe, ging das ganz schnell!" Berta klopfte ungeduldig auf das glänzende Gehäuse.

Plötzlich zischte es laut und ein dünner Strahl heißes, braunes Wasser spritzte heraus.

„Heiliger Bimbam!", rief Adelheid und sprang zur Seite, bevor der Kaffee sie treffen konnte.

„Das gehört sicher so", sagte Berta unsicher.

Dann dröhnte die Maschine mit einem Mal so laut, als hätte sie sich in ein Düsenflugzeug verwandelt.

„Berta, bist du sicher, dass das eine Kaffeemaschine ist? Oder hast du aus Versehen eine Rakete gekauft?", fragte Hedwig trocken.

Plötzlich machte es laut „Plopp!". Stoßweiße spritzte Kaffee aus der Maschine. Eine braune Brühe schoss wie ein Springbrunnen in die Höhe und verteilte sich großzügig über Anrichte, Boden – und die drei Frauen.

„Grundgütiger! Das ist ja schlimmer als ein Platzregen!" rief Hedwig und hielt sich die Hand schützend über den Kopf.

„Mein neues Kleid!", jammerte Adelheid, während Hedwig bereits hektisch nach einem Tuch griff.

Berta stand wie versteinert da. Ihr neues Gerät hatte sich in eine ausgewachsene Katastrophe verwandelt.

Nachdem der erste Schock vorbei war, herrschte Stille.

Dampf stieg aus der Maschine nach oben. Auf dem Boden hatte sich eine große braune Pfütze gebildet. Mitten in der Küche standen Berta, Adelheid und Hedwig und sahen aus wie begossene Pudel. Hedwig war die Erste, die anfing, zu zucken. Sie wurde geradezu geschüttelt. Und prustete schließlich lauthals los. Einen Moment später stimmten Berta und Adelheid mit ein.

„Das war wirklich mal etwas Besonderes!", kicherte Adelheid.

„Ich wollte euch eben ein echtes Erlebnis bieten", verteidigte sich Berta grinsend.

Bevor es dann doch endlich Kaffee gab, fassten erst alle mit an. Adelheid wischte die Kaffeespritzer von der Wand, Hedwig machte den Boden sauber. Und Berta kramte im Küchenschrank nach dem alten Filteraufsatz aus Porzellan.

„Und ich dachte, die moderne Technik ist so viel praktischer – und vor allem zeitsparend", murmelte sie, als sie einen Kessel mit Wasser auf den Herd setzte.

„Ist sie vermutlich auch. Vorausgesetzt, sie funktioniert", meinte Hedwig und zwinkerte Berta zu.

Es wurde dann noch ein vergnüglicher Nachmittag ohne weitere Pannen. Der Kuchen schmeckte allen. Der von Hand aufgebrühte Kaffee auch.

„Danke für den unvergesslichen Nachmittag!", meinte Adelheid, als sie sich verabschiedete. Sie zupfte an dem Kaffeefleck auf ihrem Kleid und grinste. Hedwig nickte. „Und sag das nächste Mal Bescheid, wenn du wieder eine neue Maschine ausprobieren möchtest. Dann kommen wir mit Regenmänteln." Berta gab ihrer Freundin einen liebevollen Knuff und lachte. Dieses Kaffeekränzchen wird unvergesslich bleiben, soviel stand fest!

ÜBER DIE AUTORIN

Petra Bartoli y Eckert lebt in Regensburg in Bayern. Sie arbeitete viele Jahre als Sozialpädagogin mit verhaltensoriginellen Kindern und Jugendlichen. Nach einer Ausbildung zur Drehbuchautorin 2008 hängte sie ihren Beruf an den Nagel – und schreibt seitdem hauptberuflich für Kinder und Erwachsene. Von ihr sind zahlreiche Sachbücher, Rundfunkgeschichten, Kinder- und Jugendromane und Kurzgeschichten erschienen.

Petra Bartoli y Eckert interessiert sich für alles, was mit dem Leben und mit Menschen zu tun hat. Neben dem Schreiben hört sie sich gerne Lebensgeschichten an – und nicht selten lässt sie sich davon zu neuen Geschichten inspirieren. Und sie ist begeistert zu Fuß unterwegs – vor allem in den Bergen. Dort tankt sie auf, damit sie anschließend voller Energie wieder neue Geschichten schreiben kann.